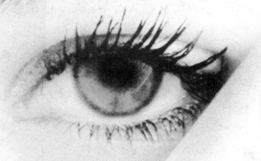

河南省护理学会组织编写

健康中国 · 跟我学护理 · 全媒体科普丛书

总主编 宋葆云 孙 花

U0340351

护佑心灵之窗——眼睛

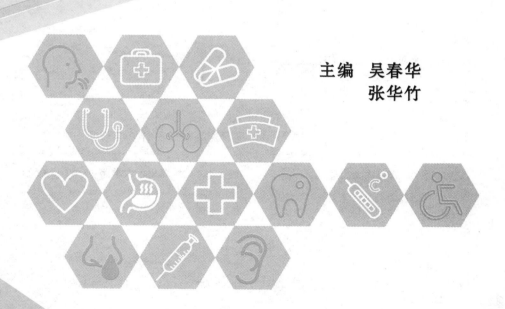

主编 吴春华
　　　张华竹

郑州大学出版社

·郑 州·

图书在版编目(CIP)数据

护佑心灵之窗——眼睛／吴春华,张华竹主编. — 郑州：郑州大学出版社,2020.11

(健康中国·跟我学护理·全媒体科普丛书／宋葆云,孙花总主编)

ISBN 978-7-5645-7214-3

Ⅰ.①护…　Ⅱ.①吴…②张…　Ⅲ.①眼病 – 预防(卫生) – 问题解答　Ⅳ.①R770.1-44

中国版本图书馆 CIP 数据核字(2020)第 158165 号

护佑心灵之窗——眼睛

HUYOU XINLING ZHI CHUANG——YANJING

策划编辑	李龙传	封面设计	曾耀东
责任编辑	张彦勤	版式设计	曾耀东
责任校对	薛　晗	责任监制	凌　青　李瑞卿

出版发行	郑州大学出版社有限公司	地　　址	郑州市大学路 40 号(450052)
出版人	孙保营	网　　址	http://www.zzup.cn
经　销	全国新华书店	发行电话	0371-66966070
印　刷	新乡市豫北印务有限公司		
开　本	710 mm×1 010 mm　1／16		
印　张	8	字　　数	122 千字
版　次	2020 年 11 月第 1 版	印　　次	2020 年 11 月第 1 次印刷

书　号	ISBN 978-7-5645-7214-3	定　　价	29.00 元

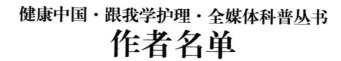

健康中国·跟我学护理·全媒体科普丛书
作者名单

丛书编写委员会

主　审　王　伟

总主编　宋葆云　孙　花

编　委　（以姓氏首字笔画为序）

于江琪　王　伟　王云霞　牛红艳

方慧玲　田　胜　冯英璞　兰　红

兰云霞　邢林波　成巧梅　刘　姝

刘延锦　孙　花　孙明明　孙淑玲

李秀霞　李拴荣　吴松梅　吴春华

宋葆云　张红梅　张林虹　张玲玲

周诗扬　周彩峰　姜会霞　黄换香

本册编写委员会

主　编　吴春华　张华竹

编　委　（以姓氏首字笔画为序）

王小井　田雪萍　刘松涛　杜连心

吴春华　张小鹏　张华竹　是　蔷

视频制作编辑　（以姓氏首字笔画为序）

白玉玲　刘　静　闫亚楠

李艳芳　杨梦蕾　杨淑娟

张净净　陈　晨　潘　聪

组织单位

河南省护理学会

河南省护理学会健康教育专业委员会

创作、协作单位

焦作煤业集团中央医院

河南科技大学第一附属医院

开封市中心医院

开封眼病医院

出版说明

　　健康是人的基本权利，是家庭幸福的基础，是社会和谐的象征，是国家文明的标志。党和国家把人民群众的健康放在优先发展的战略地位，提出"健康中国"战略目标，强调为人民群众提供公平可及的全方位、全周期的健康服务。这就要求护理人员顺应时代和人民群众的健康需求，以健康科普为切入点，加速促进护理服务从"以治疗为中心"转向"以健康为中心"，精准对接人民群众全生命周期的健康科普、疾病预防、慢性病管理、老年养护等服务领域，为人民群众提供喜闻乐见的优秀护理科普作品，不断提高人民群众的健康素养及防病能力。这是时代赋予护理工作者神圣的使命和义不容辞的职责。

　　河南省护理学会健康教育专业委员会组织百余名护理专家，深耕细作，历时两年，编写这套"健康中国·跟我学护理·全媒体科普丛书"，其作者大多是临床经验丰富的护理部主任、三级医院的护士长、科普经验丰富的优秀护师、护理学科的带头人。她们把多年的护理经验和对护理知识的深刻理解，转化为普通百姓最为关心、最需要了解的健康知识和护理知识点，采用"一问一答"的形式，全面解答了各个专科的常见病、多发病、慢性病的预防知识、安全用药、紧急救护、康复锻炼、自我管理过程中的护理问题。同时，对各个学科最新的检查和治疗方法做了介绍，以帮助和指导患者及其家属正确理解、选择、接纳医生的治疗建议。本丛书图文并茂，通俗易懂，紧跟时代需求，融入微视频，扫码可以观看讲解，通过手机可以分享，丰富了科普书创作形式，提升了科普作品的传播功能。丛书共有 16 个分册，3 000 多个问题，800 多个微视频，凝聚了众多护理专家的心血和智慧。

　　衷心希望，我们在繁忙的工作之余总结汇编的这些宝贵的护理经验能给广大读者更多的健康帮助和支持。让我们一起为自己、家人和人民群众的健康而努力。同时,也希望这套丛书能成为新入职护理人员、医护实习人员、基层医护人员和非专科护理人员开展健康科普的参考用书。让我们牢记医者使命,担当医者责任,弘扬健康理念,传播健康知识,提升全民健康素养,为健康中国而努力。

在此,特别感谢中华护理学会理事长吴欣娟教授为丛书作序。向参加丛书编写的所有护理专家团队及工作人员表示衷心的感谢,向河南省护理学会各位领导及健康教育专业委员会各位同仁给予的支持致以诚挚的谢意。衷心地感谢协作单位及制作视频的护理同仁为此工程付出的辛苦努力!

河南省护理学会健康教育专业委员会
2019 年 5 月

序

现代护理学赋予护士的根本任务是"促进健康,预防疾病,恢复健康,减轻痛苦"。通过护理干预手段将健康理念和健康知识普及更广泛的人群,促使人们自觉地采取有利于健康的行为,改善、维持和促进人类健康,是一代又一代护理人探索和努力的方向。

河南省护理学会组织百余名护理专家,深耕细作,历时两年,编写这套"健康中国·跟我学护理·全媒体科普丛书"。本套丛书共有16个分册,3 000多个问题,800多个微视频,全景式地解答了公众最为关心、最需要了解的健康问题和护理问题。丛书图文并茂,通俗易懂,采用"一问一答"的方式为广大读者答疑解惑,悉心可触,匠心可叹。丛书融入了生动的微视频,可以扫码收看讲解,可谓是一部可移动的"超级护理宝典",是全媒体时代创新传播的成功典范。

健康科普读物带给人们的不仅仅是健康的知识,更能让人们在阅读中潜移默化地建立起科学的健康行为方式,这是我们赋予健康科普书籍的最终意义。愿这套护理科普丛书的出版,能够为全国400多万护理同仁开启健康科普和科普创作的新征程,不忘初心,不负使命,聚集力量,加速护理服务精准对接人民群众全生命周期的健康科普、疾病预防、慢病管理、老年养护等服务领域需求,让健康科普成为常态化的护理行动,使其在护理工作中落地生根,让护士真正成为健康科普及健康促进的倡导者和践行者,为中国梦和人类的健康做出新的贡献!

在此,我谨代表中华护理学会向参加丛书编写的护理专家团队及工作人员表示衷心的感谢!向河南省医学会秘书长王伟对丛书编审工作给予的大力支持和专业指导致以诚挚谢意!

中华护理学会理事长 吴欣娟

2019年5月

前　言

在日常的护理工作中,我们经常遇到患者及家属因不了解疾病的预防保健知识,使病情恶化,导致预后不良的情况,令人扼腕叹息。作为护理人员,我们应当成为健康科普的践行者,致力于健康知识和健康理念的传播,帮助人们了解常见疾病的预防保健知识,减少或消除影响健康的危险因素,促使人们改变不健康的行为和生活方式。但是通过何种教育方式、何种途径使传播面更广,大众更易于接受,是我们的困惑。

恰逢此时,河南省护理学会及河南省护理学会健康教育专业委员会的领导及专家组织全省护理人员编写"健康中国·跟我学护理·全媒体科普丛书",并融入微视频扫码观看的新的传播形式。这个决策让我们备受鼓舞,承蒙河南省护理学会领导对我们的信任和支持,有幸承担了眼科分册的编写工作。

本书共分三十四章,内容涉及眼科相关基础知识、眼科常见检查与治疗、眼科常见疾病。采用"一问一答"的方式,讲解了眼科患者临床常见的治疗及护理问题266个。对于操作性强、较抽象的理论和文字不易表述清楚的问题,制作了微视频,便于读者理解和学习。在眼科常见疾病部分,每个疾病前插入了临床遇到的典型病例,让读者对疾病的理解更直观、生动,更贴近生活。

本书编写历时两年,多次修改。在编写过程中受到焦作煤业集团中央医院眼科曹燕主任、蒋乐文主任、刘松涛医生等各位同仁及众多护理专家的支持,在此致以诚挚的谢意。

鉴于写作水平所限,书中难免有不足之处,真诚地希望医疗护理专家给予批评指正。

编者

2020 年 4 月于郑州

目　录

一、了解眼睛相关基础知识

1. 眼睛里都有些什么？（视频：了解眼睛的基本结构）

眼睛是心灵的窗户，更是看"视界"的窗口，那么小小的眼睛里到底蕴藏哪些秘密呢？"黑眼珠""白眼珠"是个什么东西呢？下面就让我带你一起来揭开这个谜底吧。

了解眼睛的基本结构

眼睛由眼球、保护眼球的附属器官和视路组成。眼球近似球形，分为眼球壁和眼球内容物两部分。

眼球壁分为 3 层，最外层为纤维膜，其前部 1/6 为透明的角膜，透过角膜可以看到"黑眼珠"，后 5/6 为瓷白色不透明的巩膜，就是我们看到的"白眼珠"；中间层为葡萄膜，又称血管膜、色素膜，由前向后分别称为虹膜、睫状体和脉络膜；内层为视网膜，是一层薄而透明的神经组织，是眼睛的感光系统，其后极部中央有一无血管的凹陷区称为黄斑，是视觉最敏感的部位。

眼球内容物主要有晶状体、玻璃体和房水，它们都是无色透明的，和角膜共同构成眼的屈光系统。晶状体好像一块富有弹性的双凸透镜，借悬韧带与睫状肌相连，主要功能是参与眼的屈光与调节，将物像聚焦在视网膜上；玻璃体为透明胶质体，充满于玻璃体腔内，占眼球容积的 4/5，除屈光作用外，主要是对视网膜和眼球壁起支撑作用；房水由睫状体的睫状突上皮细胞产生，充满前房和后房，并按一定的途径不停地循环流动，具有营养角膜、晶状体、玻璃体和维持正常眼压的功能。

眼附属器包括眼眶、眼睑、结膜、泪器、眼外肌五部分。眼眶是容纳眼球的骨腔，呈漏斗形，尖端向后，眶腔内有丰富的脂肪，有减轻眼球震动和保护眼球的作用；眼睑俗称眼皮，里面埋藏着许多皮脂腺称为睑板腺，开口于睑缘；结膜是一层透明的薄膜，分为睑结膜和球结膜，分别覆盖在睑板和巩膜的表面,起着润滑眼球和保护眼球的作用;泪器由分泌泪液的泪腺和排泄泪液的泪道两部分组成,泪腺位于眼眶外上方的泪腺窝内,主要分泌泪液;泪道包括上下泪小点、上下泪小管、泪囊、鼻泪管,鼻泪管开口于下鼻道;眼外肌是运动眼球的肌肉,每只眼由4条直肌和2条斜肌支配,均附着于眼球前面的巩膜上。

视路是指视觉信息从视网膜光感受器到大脑视觉中枢的神经传导通路。

2. 眼球为什么会灵活转动?

这是因为在眼球外面的巩膜上附着有6条肌肉,这6条肌肉在中枢神经的支配下,既互相配合又相互制约,使眼球能够围绕中心轴随意上下、左右、内外转动。假如支配某一条肌肉的神经麻痹了或某一条肌肉损伤了,就会使肌肉之间失去平衡,眼球转动不协调,看东西重影或斜视。

3. 眼睛是怎么看东西的?（视频:眼睛是怎么看东西的?）

眼睛是怎么看东西的?

人的眼睛就像一架照相机,角膜相当于镜头,角膜后面圆盘状的结构叫虹膜,中央的小孔叫瞳孔,瞳孔是光线进入眼睛的门户,虹膜相当于照相机的光圈,能够通过改变瞳孔大小来控制摄入眼底的光线,光线强时,瞳孔就缩小,光线弱时,瞳孔就变大。虹膜后面铁饼状透明结构叫晶状体,正常人既能看远又能看近全都是依赖晶状体的调节来实现的。视网膜是一层薄的覆在眼球内壁上的组织,相当于照相机的感光底片,视网膜下面有含有丰富血管的脉络膜,相当于照相机的暗箱。自然界各种物体在光线的照射下,不同颜色可以反射出明暗不同的光线,这些光线透过角膜、房水、晶状体、玻璃体的折射,在视网膜上成像,构成光刺激,视网膜上的感光细胞受光的刺激后,经过一系列的物理化学变化,转换成神经冲动,由视神经传入大脑皮质的视觉中枢,然后我们就能看到物体了。在完成视觉的整个过程中,眼睛和大脑所起的作用缺一不可。

4. 什么是眼底? 为什么要检查眼底?

眼底就是眼球内后部的组织,即眼球的视网膜、视神经盘(视盘,又称视神经乳头）、黄斑和视网膜中央动静脉。眼底的视网膜血管是人体中唯一可看见的血管,医生把它当作了解其他脏器血管情况的窗口,因此,它的变化在一定程度上反映了一些器官的改变程度。如高血压患者眼底可见视网膜动脉硬化,糖尿病患者眼底可见毛细血管瘤、小的出血点和渗出物,医生可据此来分析、判断疾病的严重程度。

5. 什么是眼压？眼压有什么用处？

眼压是眼球内容物作用于眼球内壁的压力,正常值 10 ~ 21 毫米汞柱。正常眼球需要一定的压力才能发挥其生理功能,眼压过低,眼球就像没气的球会坍塌,时间久了眼球会萎缩;眼压过高,可引起视神经损害,造成视野缺损,视力下降,甚至失明。

6. 什么是视力？正常范围是多少？

视力也叫视锐度,是指眼分辨物体的形态、大小及细微结构的最大能力,主要反映黄斑区的视功能,可分为远、近视力,后者为阅读视力。各年龄段正常视力下限:3 ~ 5 岁儿童为 0.5,6 岁儿童为 0.7,7 ~ 8 岁儿童为 1.0,成人为 1.0。

7. 什么是视野？检查视野有什么用？

视野是指眼向前方注视某一固定点时所看见的空间范围,也就是眼睛余光所看到的范围,反映视网膜周边部功能。距注视点 30 度以内的范围称为中心视野,30 度以外为周边视野。周边视野的正常值为:上方 55 度、下方 70 度、鼻侧 60 度、颞侧 90 度。检查视野可以为某些疾病诊断提供帮助,如某些眼底病、脑肿瘤或脑外伤损伤视路时、青光眼视神经萎缩时均会出现不同的视野缺损。检查视野也可以了解某些眼病的进展情况及判断预后,如青光眼患者经常检查视野,以观察病情是否进展。视野在我们的日常工作和生活中意义很大,它不但使人们能够辨别周围环境及各种物体活动情况,而且可以提高识别物体方位的能力,从而对周围环境做出正确的判断。

8. 色盲和色弱是怎么回事?

正常人的眼睛能分辨出各种不同的颜色,主要是因为人眼视网膜组织的视锥细胞内含有红、绿、蓝3种基本颜色的感色成分,当红、绿或蓝色光投射到视锥细胞上时,视神经就把视细胞的感色兴奋传入大脑枕叶,产生色觉。所谓色盲,就是不能辨别颜色。根据三原色学说,不能辨别红色者为红色盲,不能辨别绿色者为绿色盲,不能辨别蓝色者为蓝色盲,3种颜色都不能分辨者为全色盲。有些人虽能辨别所有颜色,但辨别能力迟钝,需经过反复考虑才能辨认出来,这种人称为色弱。

9. 夜盲是怎么回事?

夜盲就是在暗环境下或夜晚视力很差或完全看不见东西。正常人视网膜组织内的杆细胞对弱光敏感,也就是说在夜晚或黑暗的环境下看东西,主要依靠杆细胞,而杆细胞内含有感受弱光的物质——视紫红质,合成这种物质的主要原料是维生素 A 和视蛋白,任何造成视紫红质的缺乏或杆细胞本身的病变均可导致夜盲,最常见的是缺乏维生素 A。

10. 屈光不正是怎么回事?

光线由一种介质进入另一种不同折射率的介质时,会发生前进方向的改变,在眼光学中称为屈光,折射率即为屈光指数。眼的屈光系统由角膜、房水、晶状体及玻璃体4种屈光媒质组成。正常眼球在调节完全松弛的状态下,来自5米以外的平行光线经眼的屈光系统屈折后恰好在视网膜黄斑部成像,这种屈光状态称为正视眼。反之,来自5米以外的平行光线,经过眼的屈光系统屈折后,不能在视网膜上清晰成像叫屈光不正,又叫非正视眼。屈光不正主要包括近视、远视和散光三大类。老花眼虽然是因年龄增长而出现的生理性调节问题,也常常被归为"屈光不正"的一种特殊类型。此外,由于人类有双眼,双眼间的屈光状态也有可能存在差异,我们称为屈光参差,从而更增加了人眼"屈光不正"的复杂性。

11.哪些原因可引起屈光不正?

(1)各屈光媒质弯曲度的异常。角膜或晶状体的弯曲度小于正常为远视倾向,大于正常为近视倾向,弯曲度不规则可产生散光(图1-1)。

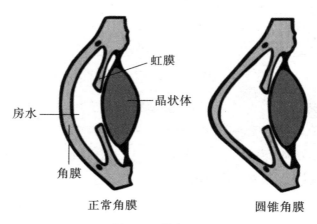

正常角膜　　　　　圆锥角膜

图1-1　屈光不正

(2)眼轴的异常。正常眼轴(图1-2)前后径平均为24毫米,大于24毫米者为近视倾向,小于24毫米者为远视倾向。

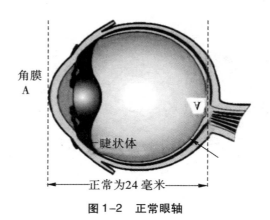

图1-2　正常眼轴

(3)屈光指数异常。房水或晶状体的屈光指数降低或玻璃体屈光指数增高为远视倾向。

12. 什么是双眼单视？什么是融合视？

双眼单视是指外界同一物体分别投射到两眼的黄斑中心凹，经大脑视觉中枢加工整合为单一立体物像的生理过程。融合视指两眼同时看到的物像在视觉中枢整合为一个物像。弱视的孩子训练的效果就是要使这两个视功能达到正常。

13. 日常生活中如何判断自己的眼睛是否正常？

（1）从视功能方面：视力正常，视物无重影、变形、发黄、发暗，眼前无黑影飘动，视野无缺损，无色盲、色弱或夜盲等。

（2）感知方面：无眼痛、眼红、眼痒、眼干涩、异物感、畏光等症状。

（3）外观：无斜视和眼球突出，眼睑、眼球无红肿，眼睛无流泪、溢泪和分泌物等。

（张华竹　吴春华）

二、眼科常见检查与治疗

1. 您了解荧光素眼底血管造影吗?

荧光素眼底血管造影是将造影剂(荧光素钠)通过静脉注入体内,造影剂在眼内随血液循环流动时发出荧光,利用装有特殊滤光片组合的眼底照相机,持续地拍摄眼底血管动态变化情况的技术。此技术适用于检查各种黄斑疾病,各种视网膜、脉络膜、视神经疾病,糖尿病、高血压或动脉硬化引起的视网膜病变等。

2. 如何配合荧光素眼底血管造影检查?

(1)造影前需用复方托吡卡胺充分散瞳,以利于眼底周边部的检查。

(2)造影前需要将血压、眼压控制在理想水平,避免过高。

(3)有严重心、肝、肾疾患及药物过敏史者,要主动告诉眼科医生,医生会根据情况判断是否做造影检查。注入造影剂后如有心慌、胸闷等症状,可能是发生了造影剂过敏,请立即告诉医生。

(4)造影当天正常进餐,避免空腹,尽量由家属陪同。

(5)静脉注射时可能会出现一过性恶心,但很快会消失,尽量深呼吸,保持镇静即可。

(6)检查过程中需按医生的指引转动眼球,以充分拍摄病变部位。

3. 荧光素眼底血管造影后的注意事项有哪些?

(1)造影后应多饮水,促进造影剂药液排出。

(2)造影后 24 小时内可出现暂时性皮肤、结膜黄染,尿液呈黄绿色,这是造影剂排出的结果,对身体无损害,不必紧张恐惧。

（3）散瞳后可引起畏光、视物模糊等不适，一般在 6 小时后可自行恢复，可戴遮阳镜，以减少眼部不适，并注意安全，防止跌倒等外伤发生。

（4）造影后须在院观察 30 分钟，若出现呼吸困难、心血管意外，便于立即抢救。若有皮肤发痒或皮肤出现麻疹，一般会很快消失，无身体不适后方可离开。

4. 孩子眼睛近视了，直接去眼镜店配副眼镜可以吗？

随着电子产品的风靡及青少年课业负担的加重，患近视的孩子日益增多，有的家长为了不影响孩子的学业，随便在路边的眼镜店帮孩子配副眼镜，这种做法是不可取的。孩子眼睛近视了，进行科学严谨的配镜是避免近视度数进一步加深的重要保障。配镜前首先要进行散瞳验光，并根据验光结果试戴镜片，为了避免电脑验光存在的误差，最好再进行人工检影验光。等瞳孔缩回正常，再进行试镜，并根据试镜结果选择合适的眼镜。

5. 青少年验光检查前为什么要散瞳？

因为青少年的眼睛调节力较强，可能存在假性近视成分而影响结果的准确性。散瞳的目的是让紧张调节的睫状肌放松，从而得到眼睛真正的屈光状态，所以青少年近视患者散瞳验光是很有必要的。

6. 散瞳药对眼睛有伤害吗？

孩子散瞳后会出现怕光、视近物不清等症状（看远处没有影响），这些症状是正常的，经过一段时间的休息就没问题了，对眼睛没有害处。

7. 检查视力在 1.0 以上就可以放心了吗？

不。1.0 只是视力表所反映的中心远视力，只是一个视力表视力而已，视力好并不等于眼睛的视觉功能全面完好。眼睛的主要功能是视觉功能，它包括视力、视野、色觉、暗适应、立体感觉、对比敏感度等，视力只是其重要内容之一，只有这几项全部正常了，才可以放心。

8. 检查视力需要注意什么？

视力检查包括远视力检查和近视力检查。检查时应注意：

（1）视力表光线要充足，光照度均匀。

（2）远视力检查被检眼应与 1.0 视标在同一高度，近视力检查距离通常为 30 厘米或 40 厘米。

（3）戴镜者先查裸眼视力，再查戴镜视力。

（4）使用遮眼器遮挡眼睛时避免压迫眼球，检查时不能眯眼，对侧眼要严密遮盖，不能偷看。

（5）对于不合作的婴幼儿应耐心诱导观察。

9. 常用的眼药有哪些作用和剂型？

根据眼药的作用，眼药分为抗炎、抗病毒、抗真菌、抗过敏和促进角膜恢复，以及散瞳、缩瞳、麻醉、染色和人工泪液等。根据眼药的剂型，眼药又分为眼药水和眼药膏两类。

10. 滥用眼药水有什么后果？

当我们的眼睛出现发痒、干涩等不适症状时，很多人都会选择自行购买、滴用眼药水，然而这个大家都习以为常的做法却并不可取。因为眼药水里多多少少都含有一些防腐剂，用的时间久了，就会对角膜上皮产生损害，严重的话会出现药物性的角膜炎，甚至造成角膜溃疡。有些人眼睛一发红、发炎就到药店买抗炎眼药水，如果没有选用正确的眼药水，一方面不能对症治疗，另一方面，使用时间久了也会造成一些新的病情出现，如长期滴用激素性眼药水，极易导致眼睛抵抗力降低、增加感染风险，造成眼压升高、激素性青光眼等损害。

11. 滴眼药水的正确方法是什么？（视频：滴眼药水的正确方法）

首先，在使用眼药水前要认真核对，对于一些特殊的眼药水，一定要在医生的指导下谨慎使用，比如阿托品眼用凝胶，使用后可能会出现发热、面

滴眼药水的
正确方法

色潮红、心动过速等症状;复方托吡卡胺对眼压高、前房浅的人群不能使用,会引起青光眼急性发作;噻吗洛尔滴眼液对心动过缓、哮喘的患者一定要慎用;毛果芸香碱频繁滴眼会引起恶心、呕吐、支气管痉挛等症状。

滴眼药水主要分为八步。

第一步:流动水清洗双手。

第二步:打开瓶盖,瓶盖口朝上放于桌面。

第三步:挤出 1~2 滴眼药水冲洗瓶口。

第四步:双眼向上看,取坐位或者仰卧位,坐位时头稍后仰。

第五步:轻轻扒开下眼睑露出红色的结膜部分。

第六步:眼药水距患眼约 2~3 厘米的距离,轻轻滴在靠近外眦角的下眼睑结膜囊内。

第七步:闭上双眼,取干净的棉签,轻轻擦掉多余的眼药水。

第八步:用双手的示指或棉签轻轻按压泪囊部位 2~3 分钟,防止多余的眼药水经鼻腔黏膜吸收。总结为一洗、二开、三挤压、四看、五扒、六滴、七擦、八压。

最后要提醒大家:散瞳剂、缩瞳剂和腐蚀性药物,一定要遵医嘱使用;激素类眼药水使用超过一周需检测眼压的情况;混悬液类眼药水使用前需充分摇匀;滴药时勿压迫眼球,尤其是角膜溃疡和角膜有伤口的患者;双眼同时使用时,先滴健眼后滴患眼;滴数种药液时,先滴刺激性弱的,再滴刺激性强的;眼药水与眼药膏同时使用时,先滴眼药水,后涂眼药膏;每次每种药物的使用需间隔 5~10 分钟;眼药水开启后建议 4 周内用完,存放在阴凉处或冰箱冷藏;在使用过程中如有不适,请及时就医。

12. 为什么要行泪道冲洗?

(1)了解泪道是否通畅,确定堵塞部位,为泪道疾病诊断和治疗提供依据。

(2)内眼手术前常规冲洗泪道,以了解泪道有无炎症,预防术后感染。如有炎症需等炎症控制后再做手术。

(3)泪道手术后冲洗,可以消除泪道分泌物和评估泪道手术效果。

13. 泪道冲洗痛吗？对眼睛有伤害吗？

泪道冲洗是眼科常用的一种治疗和检查方法，通常在表面麻醉下进行，操作简单，几分钟就可以完成，对大多数人来说，是不会有明显的疼痛感的。泪道冲洗的目的是检查泪道是否通畅或有无炎症，基本上是无创的，对眼睛无伤害。但对于婴幼儿来说，因不能很好地配合操作，容易造成假道，引起眼睑肿胀等不良反应。

14. 如何配合护士做好泪道冲洗？

泪道冲洗是治疗慢性泪囊炎、泪道狭窄的常见方法，操作简单，患者心理上不必过分紧张。冲洗前护士会在泪点部位滴表面麻醉剂，冲洗时取坐位或仰卧位，头稍后仰，护士会用一个头端不尖的弯针头沿着泪小点插入，将生理盐水冲到泪道里。如果泪道是通畅的，咽喉部就会有水，咽下就行了，如果泪道不通畅，水或脓液就会从泪点反流出来。泪道冲洗后泪点局部保持清洁，不要揉擦，遵医嘱滴抗生素眼液。饮食应清淡，多吃新鲜蔬菜、水果，少吃辛辣刺激性食物。

15. 眼底激光光凝术适用于哪些患者？

眼底激光光凝术是治疗眼底疾病常用的技术，是利用光凝封闭渗漏点，减少渗漏、视网膜水肿及玻璃体积血的机会，促使已有的新生血管退缩，预防再长新生血管，保护有用视功能。常用于治疗糖尿病视网膜病变、视网膜静脉阻塞、新生血管性青光眼、视网膜静脉周围炎等眼病。

16. 眼底激光光凝有不良反应吗？

激光治疗眼底病为眼科常见治疗，疗效确切，具有创伤小、恢复快的优点。激光不是放射线，对身体无伤害，可无须住院，不影响工作、生活和学习。但由于激光是高能量的，在治疗眼底病的同时，也破坏视网膜周围正常的组织，可造成视网膜周边视野的缺损，即看东西的时候余光范围变窄。

17. 眼底激光光凝术后有哪些注意事项?

(1)光凝后要定期复查。光凝后常可出现暂时性视力减退,如无其他并发症,一般于 1～2 周可恢复,视力也可进一步提高。光凝后 3～4 个月要复查荧光素眼底血管造影,如效果不满意,可再次光凝。

(2)光凝后避免剧烈运动。

(3)光凝后不要做引起颈静脉压增高的动作,如弯腰拾物、用力排便、剧烈咳嗽等。

激光术后,有可能出现眼压升高,建议检测眼压变化。光凝期间应尽量将血糖、血压控制在接近正常水平。

(张华竹　张小鹏)

三、近 视

10 岁的小明,现上小学四年级,近半年时间上课看不清黑板上的字。妈妈说他这半年喜欢看手机和玩电子游戏,看电视眯眼睛,到医院检查视力,双眼均为 0.5,医生诊断为近视。小明妈妈非常吃惊,孩子才 10 岁,才上小学眼睛就近视了吗? 能治好吗?

1. 什么是近视?

人眼在调节放松状态下,平行光线经过眼球屈光系统后聚焦在视网膜之前,称为近视。主要表现为远距离视物模糊,近距离视力好,视力检查低于正常视力参考值下限。各年龄段正常视力下限:3 ~ 5 岁儿童为 0.5,6 岁儿童为 0.7,7 ~ 8 岁儿童为 1.0,成人为 1.0。

近视

2. 如何早期发现孩子患了近视?

一方面,作为家长应告诉孩子,当自己看不清黑板上的文字或远处的物体时,可能发生了近视,应及时告诉家长。另一方面,家长一旦发现孩子视物眯眼、频繁揉眼或孩子反映上课时看黑板的文字或远处物体不清楚时,应意识到孩子可能发生近视了,尽快带着孩子到正规的医院检查视力,争取做到早发现、早诊断、早矫正。

3. 哪些日常不良行为习惯容易引起近视?

除少部分病理性近视受遗传影响外,其他大部分近视与以下日常不良行为有关。

(1)近距离工作持续时间长(大于 45 分钟)、阅读距离近(小于 33 厘米)等是近视的重要危险因素。

（2）户外活动时间少。

（3）不良读写习惯如写字时歪头、握笔时指尖距笔尖近（小于2厘米）。

（4）钙、锌、蛋白质、维生素 B_1 等营养素缺乏。

（5）使用手机、电脑等电子产品时间过长。

4. 眼睛近视 400 度属于高度近视吗？

近视按近视程度可分为：低度近视，−50 ～ −300 度；中度近视，−325 ～ −600度；高度近视，高于−600 度。眼睛近视 400 度不属于高度近视，而属于中度近视。

5. 近视会影响升学、择业吗？

近视会导致眼睛视物模糊、干涩、疲劳，注意力不集中，头晕等，除影响我们正常学习和生活外，还会对升学、参军、求职、就业等造成一定的限制。近视还可导致一系列眼科疾病，甚至失明。

6. 近视对眼睛有哪些伤害？

一旦得了近视，就会容易患上白内障、青光眼和视网膜脱离等眼病。据统计，在中、高度近视的患者中，开角型青光眼患病率为正常人的 6 ~ 8 倍，视网膜脱离发生率为正常人的 8 ~ 10 倍。所以，生活中要注意保护眼睛，出现近视及时就医配镜。

7. 目前近视有哪些矫正方法？

治疗近视首选方法为光学矫正（图 3-1），主要包括配戴框架眼镜和角膜接触镜（软性、硬性），其次可选择手术矫正，包括准分子激光手术、飞秒激光手术、有晶状体眼的人工晶状体植入术。

8. 近视到底该不该佩戴眼镜？

近视分为真性近视和假性近视，真性近视是指睫状肌麻痹后验光仍有近视度者，假性近视是指睫状肌麻痹后验光近视度消失或转为远视者。一般情况下,假性近视及伴随有内斜或内隐斜 100 度以下的真性近视,不影响看远处,可暂不配镜,其余情况的真性近视均应在医生指导下配戴合适的近视眼镜,以防过度用眼后度数加深更快。

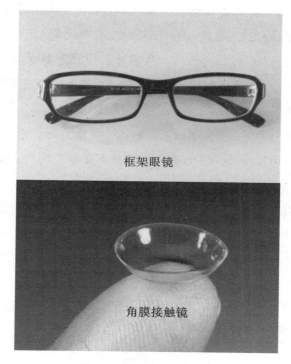

框架眼镜

角膜接触镜

图 3-1　近视的光学矫正

9. 配戴眼镜后为什么近视度数还会增加?

近视配戴眼镜后度数增加有以下几种原因。

(1)青少年眼球正处于发育期,若此时身体发育较快,眼轴会增长而引起度数加深。

(2)有些人误认为配镜后就再也不用换眼镜了,平时仍不注意用眼卫生,长时间近距离用眼,特别是幼儿过早过度应用电子产品,如手机、电脑等,可导致视力疲劳,近视度数增加。

(3)有些人未养成良好的戴镜习惯,认为戴镜是一种负担,时而戴时而不戴,使眼睛处于不稳定的调节状态,也会使近视度数加深。

(4)有些人没有经过散瞳验光,眼镜配得不合适。

10. 角膜塑形镜适合所有的近视患者配戴吗?

角膜塑形镜是一种硬性的角膜接触镜,可以有效地改善角膜曲率,提高裸眼视力,能够有效阻止近视的进一步发展。虽然它具有晚上配戴白天即可拥有清晰的裸眼视力的优势,但并不适合所有人配戴。它主要适用于8～18岁、近视度数在600度以下的青少年群体。角膜塑形镜要经过严格检查和评估,才能确定是否可以配戴。以下人群不可以配戴角膜塑形镜。

(1)角膜曲率太平、太高者。

(2)正在使用可能会导致干眼或影响视力及角膜曲率的药物。

(3)有角膜异常、曾经接受过角膜手术或有角膜外伤史、活动性角膜炎、角膜知觉减退等。

(4)合并有其他眼部疾病,如泪囊炎、眼干燥症、结膜炎、睑缘炎等各种炎症及青光眼等。

(5)患有全身性疾病造成免疫低下,如糖尿病、高血压、类风湿等。

(6)有接触镜或接触镜护理液过敏史。

11. 软性角膜接触镜保养中容易忽略哪些问题?

软性角膜接触镜就是我们平时说的隐形眼镜和美瞳。软性角膜接触镜的保养主要是清洁和消毒,而保养中的细节往往被很多人忽略,从而容易造成角膜感染等并发症的发生。因此建议:

(1)在手接触镜片之前,应认真仔细地用洗手液或肥皂洗手,并用流动水将手冲洗干净。

(2)盛放角膜接触镜的用具最好每周清洁1～2次。

(3)放置镜片的环境应清洁干燥,最好不放卫生间,因卫生间细菌多且潮湿。

12. 近视患者配戴角膜接触镜到底好不好?

角膜接触镜的使用越来越普遍,它以轻便、美观受到年轻人的喜爱,但是镜片与角膜紧密结合,影响角膜的供氧,长期配戴会引起很多并发症。

（1）结膜炎。护理液中的化学物质、异物刺激等可引起结膜炎，表现为结膜充血，上眼睑结膜出现巨大乳头状增生。

（2）过敏反应。镜片清洁、保存液中的某些成分（如汞剂）可引起过敏反应，表现为结膜充血，上皮点状角膜炎，甚至可引起角膜上皮下浸润混浊。

（3）角膜病变。由于戴镜时间长，角膜上皮缺氧，镜片透氧性差或压迫过紧等，可引起角膜上皮损害、角膜基质浸润、角膜内皮变化、角膜周边部新生血管和感染性角膜炎等并发症。其中感染性角膜炎是接触镜的严重并发症。任何类型的接触镜均可引起角膜内皮的变化，但日戴型透氧性良好的镜片引起的变化较轻微，多为可逆性，停止戴镜后可恢复。

13. 准分子激光手术治疗近视安全吗?

通俗地讲，矫正近视时需要配戴一副度数适宜的凹透镜的外戴镜，而准分子激光手术就是把人体的角膜比作"镜片"，通过切削加工做成凹透镜来调整视力，达到矫正近视的目的。激光手术可矫正200～2 000度的近视，适用于近视、远视、散光，是目前临床矫正高度近视的常用术式。客观地说，目前准分子激光手术安全性很高，比之前的钻石刀放射状切开的手术方式有了质的提高，近20年的临床经验已经使得此项手术比较成熟，但也存在角膜感染、角膜瓣移位等风险。

14. 近年兴起的飞秒激光手术与准分子激光手术相比有何优势?

飞秒激光手术与准分子激光手术相比：切口小，角膜恢复快；患者术中术后无痛苦；角膜切割的方式不同，可制作更薄的角膜瓣，对角膜厚度偏薄者也有益；术后眼干燥症、散光和角膜瓣移位的发生率降低；视力反弹的风险相对也低。

15. 每个近视患者都适合做激光手术吗?

激光治疗近视眼越来越受到广大近视患者的青睐，但不是所有近视患者都适合做手术。必须年满18岁，并符合以下情况。

（1）近视度数2年内无明显变化。

（2）眼部检查正常：无活动性炎症，无青光眼、严重眼干燥症、突眼症、眼睑闭合不全、独眼，尤其不能是圆锥角膜。

（3）无影响伤口愈合的全身性疾病，如糖尿病、自身免疫性疾病等。

（4）停戴软性隐形眼镜2周、硬性隐形眼镜3周。

16. 激光矫正近视术后护理常识有哪些？

（1）术后4~6小时眼痛、磨、流泪、异物感等刺激症状是正常现象，若疼痛剧烈，流泪较多，应及时找医生检查。

（2）术后当天戴眼罩保护术眼，尽量减少眼球运动，以免刺激症状加重。

（3）术后第一天及时复查，观察切口对合是否良好、角膜有无混浊、视力是否理想，按医嘱滴用抗炎、激素及促进角膜恢复的眼药水，注意用眼卫生。

（4）保持睡眠充足，必要时服用安定片等镇静剂。

（5）如有感冒及时治疗，尽量避免咳嗽、打喷嚏或用力排便。

（6）2周内尽量不近距离用眼，如看手机、电脑、书等，以免视力回退，不要游泳，以免感染。

（7）高度近视患者避免剧烈运动及强体力劳动，仍需当心视网膜脱离的可能。

17. 激光术后视力会反弹吗？

如果严格遵守手术适应证，且年龄在18岁以上，近视度数稳定（近2年度数无明显变化），术后没过早长时间看电脑、手机等，一般不会反弹。眼科医师把术后半年内复查未出现视力反复称为永久康复。

准分子飞秒手术健康宣教

18. 您了解准分子飞秒手术吗？（视频：准分子飞秒手术健康宣教）

准分子飞秒手术治疗近视眼越来越受到广大近视患者的青睐，那么如何做好术前准备、术中配合和术后护理呢？下面给大家——介绍。

（1）术前准备。护士核对患者信息无误后，先为患者冲洗眼睛。冲眼时患者双眼睁开，上下转动眼球。冲眼后配合护士穿戴手术衣、手术帽和鞋套。若女孩头发较长，应将头发扎成发束放于左肩部，避免穿过厚或带帽子的衣服,女士避免穿高跟鞋,尽量不要把手机和钱包等贵重物品带进手术室。在指定的位置坐下等候,护士再次核对信息,无误后会滴表面麻醉眼药水,滴眼后适当闭眼休息,配合护士消毒眼部皮肤,消毒后双手不能触及面部。

(2)术中配合。开始手术后,保持眼睛注视上方闪烁的红灯(飞秒激光手术是绿灯),治疗时闻到一股烧羽毛的味道属正常现象,如果发现灯光移动或模糊不清,仍要注视最初方向不动,以免影响治疗。

(3)术后护理。手术结束后,避免用力挤眼,应轻睁轻闭,在护士的协助下滴用消炎眼药水及配戴透明眼罩。此时眼睛有酸痛或视物模糊属正常现象,大多数患者术后 2~8 小时会有酸、磨、流泪等不适症状,不用担心,晚上睡前滴用眼药后戴眼罩或墨镜睡觉即可。手术次日来院检查时取掉眼罩。做表层治疗的患者术后要配戴治疗性隐形镜片,眼睛应轻睁轻闭,以免镜片脱出,术后第八天来院取出镜片。术后第一天视力并未达到最佳状态,一般视力恢复需要 1~4 周。激光矫正术后除视力外,原有的眼部变化不改变。

19. 高度近视患者日常应怎样保护眼睛?

高度近视患者发生青光眼、视网膜脱离的概率比正常人高,因此要做好日常护理。

(1)不宜作剧烈运动和重体力劳动,避免头部外伤。

(2)注意用眼习惯,每次用眼超过半小时后休息 10 分钟。

(3)定期查视力、眼底和验光。

(4)选择职业时尽量选择室内工作的职业,尽可能避免选择近距离工作时间长且比较精细的工作。

20. 近视还分真假吗?

是的,近视分为真性近视和假性近视,我们日常说的近视通常是指真性近视。假性近视是指患者远视力低于正常,近视力正常,用强睫状肌麻痹剂(如 1% 阿托品)散瞳,则远视力通常可恢复正常。也就是说,假性近视是可逆的,经过合理的治疗视力通常可以恢复,而真性近视具有不可逆性。

21. 患了假性近视怎么办?

假性近视主要是由于睫状肌持续收缩,过度调节造成调节痉挛而引起远视力下降。治疗的主要目的是解除睫状肌的紧张状态。常用治疗方法:睫状肌麻痹剂滴眼(1%阿托品)、远眺练习、眼保健操、眼部按摩等。青少年多到户外活动,锻炼身体,减少近距离用眼时间,避免过度用眼。经过休息或治疗后,视力可部分或全部恢复。

22. 如何有效预防近视的发生、发展?（视频:如何有效预防近视的发生、发展?）

如何有效预防近视的发生、发展?

(1)坚持每天白天2小时户外活动可明显减少近视的发生。

(2)养成良好的读写习惯,保持坐姿端正,光线明亮,牢记"三个一",即手离笔尖一寸远、胸离桌子一拳远、眼离书本一尺远,连续用眼不超过50分钟。不在行走、坐车、躺卧时阅读学习,不在强光、暗处看书写字,不趴着写字、看书。

(3)要保证充足的睡眠,充足的睡眠是视力健康的基础。不要长时间使用手机、平板电脑等电子产品,3岁以下儿童则禁止使用,珍惜儿童时期的远视储备。

(4)要勤做眼保健操,做眼保健操可以增加眼睛的调节力,有助于预防近视。

(5)要营养均衡,多吃新鲜蔬菜和水果,如胡萝卜、西红柿、橘子、红枣;多吃富含蛋白质、钙、锌的食物,如鸡蛋、牛奶、黄豆、海带、瘦肉等;少吃甜食和辛辣刺激性食物,特别是大蒜。做到不挑食、不偏食、不暴饮暴食。

(6)要定期复查视力,当视力下降时,应及时到医院进行视力检查,做到早发现、早诊断、早矫正。可每晚用0.01%低浓度阿托品眼药水滴眼,以缓解视疲劳,控制近视发展。

(张华竹　王小井)

四、远 视

小斌今年4岁,妈妈发现小斌看电视经常要靠得很近,平时常斜着眼睛看东西,检查视力右眼0.4,左眼0.2。电脑验光:右眼325度远视,左眼500度远视,医生诊断为远视眼。小斌妈妈满腹疑惑,远视不就是"老花眼"吗,患"老花眼"的都是老年人,为啥我家孩子会得"老花眼"?什么是远视?能治吗?

1. 什么是远视?

远视是指在调节松弛状态下,平行光线经眼的屈光系统屈折后,所形成的焦点在视网膜之后,视网膜上不能形成清晰的物像,分为低度远视(低于+300度)、中度远视(+325度~+500度)和高度远视(高于+500度)。对小孩而言,由于其眼球发育还不完善,眼轴前后径短,有一定的生理性远视度数是正常现象,不必惊慌,但如果偏离了生理度数,就视为病理性的,就不正常了,应及时查找原因。如3岁孩子远视度数一般为300度,6岁孩子为200度。

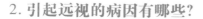

远视

2. 引起远视的病因有哪些?

(1)眼球前后径较短产生远视,比如新生儿的眼球几乎都是远视眼。

(2)眼球任何屈光面的弯曲度变小均可形成远视眼。

(3)眼内各屈光媒质的屈光指数降低均可引起远视眼。

(4)眼内某个屈光媒质缺如,比如无晶状体眼,一般都是高度远视眼。

3. 远视有哪些症状?

轻度远视由于自身调节,一般远近视力均好,中、高度远视远近视力均不好。视力疲劳是远视眼最主要的症状,轻度远视,由于调节力不强,一般无明显症状;中、高度远视视疲劳明显。中、高度远视,由于调节过强,易发生内隐斜或内斜视并发症;由于其解剖上的特点,可发生闭角型青光眼。

4. 远视如何治疗?

远视眼治疗主要为镜片矫正。低度远视,如无症状可不戴镜,随着眼球发育可成为正视,假如有症状,尤其伴有斜视时,则必须配镜。对于成年人的中、高度远视患者,初次配镜可适当降低度数,逐步给予矫正。对于单眼高度远视或无晶状体眼,最好选配角膜接触镜或植入人工晶状体。

5. 远视是"老花眼"吗?

远视其实不是"老花眼"。"老花眼"又叫老视,虽然两者均采用凸透镜矫正,但其发生原因并不相同。远视为屈光不正,老视为老年人晶状体弹性降低、调节能力减退所致。远视眼戴凸透镜可放松调节,增进远近视力,而老视眼戴凸透镜则只能看近,不能看远,老视眼的远视力正常。

(张华竹 田雪萍)

五、散 光

李老师发现晨晨最近上课经常皱眉、眯眼,以为孩子上课没听懂,经与孩子交流后,发现不是这回事,李老师建议晨晨妈妈带晨晨去医院检查是否是视力出了问题。医生告诉晨晨妈妈,孩子有近视,还有散光。晨晨妈妈比较疑惑,光知道街上戴眼镜的要么是近视,要么是老视,散光是怎么回事?怎样治疗?效果如何?

1. 什么是散光?

眼球在不同经线上屈光力不同,平行光线入眼经过曲折后,不能在视网膜上成焦点,而是形成两条焦线和最小弥散斑的屈光状态,称为散光。散光根据两条主屈光经线的相互位置关系分为规则散光和不规则散光。

散光

2. 散光对视力有影响吗?

低度散光视力一般不受影响,中、高度数散光则远、近视力均不好。可出现视疲劳,表现为眼痛、头痛,尤以前额部明显,有重影,近距离工作不能持久。

3. 好好的眼睛怎么会散光呢?

引起散光的原因分为先天性和后天性两种。先天性因素引起的角膜两个主要经线的弯曲度不一致可造成规则散光。后天常为角膜疾病引起,如圆锥角膜、角膜周边退行性变或因角膜炎症后留下的瘢痕等,多引起不规则散光。手术后(如白内障、角膜手术等)或眼睑肿物压迫眼球,也可引起不规则散光。另外,晶状体弯曲度异常和各部分屈光指数不等时,也可引起不规则散光。

4. 散光如何治疗?

（1）柱镜片矫正。对度数较低、视力尚好且无视疲劳者，可暂不配镜。但对视力明显减退且有视力疲劳者应及早配镜。

（2）角膜接触镜矫正。±150度以下的散光可用软性接触镜矫正，而±150度以上的散光则需要用硬性角膜接触镜矫正。

（3）手术治疗。目前主要用于散光矫正的手术为准分子激光手术、飞秒激光手术。

（张华竹　是　蔷）

六、斜　视

7岁的南南是个"熊孩子",最近看东西时右眼能直视,而左眼黑眼珠总是偏向左侧。家里人认为南南故意调皮逗着玩呢,妈妈多次吵他,南南依然我行我素,今天老师反映南南上课不集中精力,建议妈妈带孩子去医院看看,南南是怎么了?

1. 什么是斜视?

斜视为注视一个目标时,表现为两只眼位置不对称,一只眼看目标,另一只眼偏离目标(图6-1)。多为眼外肌或支配眼外肌的神经功能异常所致。我国斜视发病率为3%。

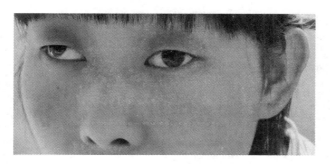

图6-1　斜视

2. 引起小儿斜视的原因有哪些?

小儿双眼单视功能发育还不完善,不能很好地协调眼外肌,促使斜视的发生;眼外肌的位置发育异常,眼外肌本身发育异常;遗传因素;先天性白内障或眼睛的其他器质性疾病都可能导致小儿斜视。

3. 孩子患了斜视怎么办?

孩子患了斜视,不仅影响美观,而且对视力影响较大,如不及时治疗,可影响身心发育。儿童斜视确诊后应立即开始治疗,早期进行斜视矫正预后较好,年龄越大双眼视功能异常恢复越困难。儿童斜视治疗的主要目标是恢复双眼视功能。治疗方法包括非手术和手术治疗。非手术治疗包括弱视治疗、斜视的光学矫正、药物治疗、视功能矫正训练等。手术治疗方法包括肌肉减弱术、肌肉加强术、水平肌肉垂直移位术等。斜视手术最佳时期为患者不超过 7 岁。

4. 做斜视矫正手术,术前应注意什么?

(1)为避免术中因牵拉肌肉引起恶心、呕吐,术日早餐最好禁食或少吃些清淡食物。

(2)术前情绪稳定,放松心情,不要过度的焦虑、恐惧,必要时用镇静剂,以免术中出现眼心反射(加压眼球或牵拉眼外肌可引起心率减慢、心律失常,伴有胸闷等异常感觉,这种现象称为眼心反射)。

(3)术前一天洗澡,做好个人清洁卫生,避免感冒。

(4)女性患者手术应避开月经期。

5. 斜视矫正术后如何护理?（视频:斜视矫正术后护理）

斜视矫正术
后护理

(1)术后 2 周内尽量多休息,不得揉眼,不能让洗头水、游泳池水等脏水进入眼内。

(2)注意用眼卫生,避免眼睛过度疲劳。

(3)术后眼红是正常现象,不必紧张,不用加滴眼药水,一般会持续一个月不等。

(4)坚持双眼单视功能训练,有利于双眼视功能建立和眼位稳固。

(5)术后一个月禁食辣椒、姜、蒜等辛辣食物。

(6)斜视手术后应定期复诊,以监测视力、眼位和双眼视功能情况,一般术后一个月、三个月、半年需要定期复诊。

（7）斜视手术后是否戴镜应视具体情况而定，一般术前还存在屈光不正、弱视而戴镜的患者需继续戴镜，术前未戴镜者应根据医生检查情况而定。

（8）斜视手术后个别患者会出现复视，这属于常见并发症，成人双眼视力较好者更易发生复视。一般情况下数日或数周内可自行消失，有些可能会持续一年，如果最后复视没有完全恢复，可以配戴三棱镜矫正。

（张华竹　刘松涛）

七、弱视

　　小米今年4岁了,妈妈发现小米看东西老爱眨眼、歪头,刚开始以为是不良习惯引起的,可最近发现孩子看电视离得很近,妈妈就带小米到医院检查,医生说孩子患了弱视,需要训练治疗。妈妈一脸迷茫地问,什么是弱视? 弱视是什么原因引起的? 好治吗?

1. 什么是弱视?

　　弱视是视觉发育期内单眼或双眼最佳矫正视力低于相应年龄正常儿童,且眼部检查无器质性病变。年龄为3～5岁儿童视力的正常值下限为0.5,6岁及以上儿童视力的正常值下限为0.7。

2. 弱视有何危害?

　　弱视的危害远远大于近视,因为近视在科学矫正后,视力可达到正常,而弱视则不同,若不及时治疗,可造成视力永久性低下,还会引起斜视,影响美观。

3. 家长如何及早发现孩子患了弱视?

　　(1)幼儿看气球无头部移动现象,户外活动走路很慢,遮盖一眼无反应,遮盖另一眼烦躁不安,甚至哭闹。

　　(2)看东西总喜欢眯眼、皱眉、歪头、眨眼,看电视距离太近、姿势不正确,眼球不停地摆动,注意力不集中。

　　(3)孩子总是无明显原因摔倒,参加体育活动表现迟滞。

　　若发现以上情况应及时带孩子到医院检查。

4. 弱视治疗越早越好吗?

弱视的治疗原则是早发现、早诊断、早治疗,年龄越小治疗效果越好,4~6岁为最佳治疗年龄,12岁以上弱视治愈的可能性不大。

5. 日常看见有孩子带一只眼罩是治疗弱视的吗?

是的,这是弱视训练的单眼遮盖法。治疗弱视常见的方法有:①光学矫正(框架眼镜);②弱视训练,常见方法有单眼遮盖、红光闪烁、光刷治疗、后像治疗、视觉刺激、视功能训练、电脑训练等;③药物治疗(口服思利巴);④手术治疗,如先天性白内障、上睑下垂、斜视等引起的弱视必须进行手术治疗,手术后仍需要弱视治疗。

6. 什么是弱视治疗单眼遮盖法?

遮盖法是治疗单眼弱视的最有效方法,即遮盖优势眼,强迫使用弱视眼。采用遮盖法治疗时,须密切观察被遮眼视力的变化,避免被遮眼发生遮盖性弱视。当双眼视力平衡后,要逐步减少遮盖时间,慢慢停止遮盖治疗。

7. 弱视遮盖治疗时如何保持双眼视力的平衡?

按我国弱视治愈的标准,在治疗结束之前,两只眼的视力最好相等,弱视眼的视力达到1.0或更好,然后改为部分时间遮盖,适当延长治疗时间,巩固治疗效果,以达到双眼视力的平衡。

8. 弱视的治疗效果是如何评判的?

无效:包括视力退步、不变或视力表提高一行者。

进步:视力表增进2行或2行以上者。

基本痊愈:视力恢复到0.9或以上,并有双眼单视功能。

痊愈:经过3年随访,视力保持正常者。

9. 视力达到正常后可以不戴眼镜吗?

即使裸眼视力达到 1.0 以上,随意摘掉眼镜,也可能引起视力疲劳和视网膜上物像模糊,最终导致弱视复发,所以视力正常后也应坚持配戴眼镜。

10. 弱视患儿视力提高至正常后可以停止治疗吗?

不可以。视力的提高仅是弱视治疗的初级阶段,而努力训练双眼单视、融合力和三维知觉才是巩固疗效的关键,所以视力提高后仍需进行立体视的训练。

11. 弱视治愈后多久复诊一次为好?

弱视治愈后仍应按时复诊,及时矫正治疗中存在的问题,前 6 个月每月复诊一次,之后每半年复诊一次,直到 3 年为止。

12. 哪些因素容易造成弱视复发?

如果坚持进行合理的治疗,大部分弱视儿童一般都能恢复到正常视力,但是当单眼斜视、屈光参差等造成弱视的因素仍然存在时,弱视就可能复发。引起复发的因素主要有家庭因素、患儿因素和环境因素。因此必须做好家长和患儿的沟通,增加治疗依从性,防止复发。

(张华竹 张小鹏)

八、白内障

70 岁的李大爷退休后爱郊游,近半年来发现眼睛看东西越来越不清楚了,有时候看东西还变形,去医院检查医生说患了白内障。什么是白内障?严重吗?能治好吗?

1. 什么是白内障?

我们每个人的眼球内都有个双凸透镜状的透明球体,它就是晶状体。正常情况下晶状体透明、无色且富于弹性,无论什么原因,如果晶状体发生混浊,变得不透明,从而阻碍光线进入眼内,我们都称之为白内障。

2. 紫外线过度照射会引起白内障吗?

最常见的白内障是老年性白内障,多见于 50 岁以上中老年人,随年龄增加发病率明显升高,此类白内障发生病因尚不清楚,可能与紫外线过度照射、晶状体营养代谢障碍、过量饮酒吸烟、内分泌紊乱(糖尿病)、遗传因素等有关。外伤,某些药物(泼尼松、毛果芸香碱、氯丙嗪、别嘌醇等)或某些眼病(葡萄膜炎、视网膜色素变性、视网膜脱离、青光眼、眼内肿瘤及高度近视),先天发育障碍,放射线损害等也可导致白内障。

3. 看东西越来越不清楚,是否是白内障?

白内障最主要的症状是渐进性视物模糊,患者自觉眼前出现固定不动的黑影,可有怕光、眩光,看物体较暗或呈黄色,单眼复视或多视,视物变形或视野缺损等,出现这种情况,要去医院检查,确诊是否患了白内障。

4. 发生了白内障怎么办？选择药物治疗还是手术？

目前，国内外治疗白内障的药物处于研究探索阶段，效果均不能肯定，有的药物可能有减缓白内障发展的作用，不能从根本上治愈。手术治疗是目前治疗白内障的唯一有效方法。超声乳化白内障吸除联合人工晶状体植入术是目前治疗白内障效果最好、最先进的手术方法。这种手术是应用超声能量将混浊晶状体乳化后吸出，然后再植入一枚崭新的人工晶状体。人工晶状体按材料分为硬性和软性两大类，硬性材料为聚甲基丙烯酸甲酯，手术时因切口大，并发症多，临床上已较少使用。软性材料有硅凝胶、疏水性丙烯酸酯、亲水性丙烯酸酯、水凝胶等，很少有排异反应发生。近年来，人工晶状体的性能和制作工艺日臻完善，价格迥异，可以满足不同人群的需求。

5. 白内障非要等"熟"了才能做手术吗？

有的患者认为白内障要等"熟"了才能做手术，这是多年前的观点。白内障的发展过程分初发期、膨胀期、成熟期、过熟期。如果不及时治疗，会产生严重的并发症，膨胀期可引起青光眼，过熟期有时可引起眼内炎、视网膜脱离等。再者，白内障的核越老，手术难度越大，手术时间越长，超声乳化需要的能量也越大，对角膜内皮损伤越大，容易发生角膜混浊，术后视力恢复不佳，甚至有时候不得不改用传统的大切口手术方式，也增加术后感染和散光的概率。因此，只要是白内障引起的视力下降影响到工作、生活和学习就可以做手术，不要拖延到成熟期，甚至过熟期。

6. 有高血压、糖尿病、冠心病等疾病的患者能做白内障手术吗？

白内障超声乳化手术时间短（5～10 分钟），切口小、恢复快、无须缝合，病人基本无痛苦，对全身无大的影响，白内障患者只要将血压、心功能、血糖等控制在相对正常范围内，完全可以手术。尤其对糖尿病患者，白内障手术后不但能提高视力，而且有利于观察眼底视网膜情况，可早期发现糖尿病视网膜病变，及时控制病情发展。

7. 我都 90 岁了，还能做白内障手术吗？

由于现代显微手术的发展，白内障手术成功率大大提高，并发症显著减少，白内障超声乳化术在滴几滴麻醉药后 5~10 分钟就可以完成，手术切口小、恢复快、无痛苦，对全身影响不大，所以白内障手术已经突破了年龄的限制，从 3 个月的婴儿到一百多岁的老年人都可以接受手术。季节和气温对手术效果影响不大。

8. 准备做白内障手术的患者，居家时需要做些什么？

（1）生活起居要规律，禁烟酒及辛辣刺激性食物，多吃软食及易消化食物，保持大便通畅。

（2）高血压、糖尿病患者，规范用药，将血压控制在 150/90 毫米汞柱以下，空腹血糖控制在 8.3 毫摩尔/升以下。

（3）按医嘱滴用抗生素眼药水。有眼睛发红伴分泌物、角膜炎、葡萄膜炎等暂不进行手术，待炎症控制后再手术。

（4）术前一天洗头、洗澡、睡前洗脸、更换清洁衣物，注意预防感冒、咳嗽，以免影响术后恢复。

（5）放松心情，保证充足的睡眠，必要时口服安眠药。

9. 植入人工晶状体后还需要配戴眼镜吗？

人工晶状体有不同屈光度，植入晶状体屈光度的选择是依据患者术前验光检查结果而定的，由于目前仪器设备技术水平问题，检查的屈光度结果与实际屈光度存在误差，因此，会出现植入人工晶状体后视力改善不理想的情况。在手术后 2~3 个月，根据验光检查结果，配戴眼镜矫正。需要注意的是，一般人工晶体只适用于看远处物体，若老年人看近处物体时，仍需要配戴老花镜。

10. 白内障在手术后还会再长吗?

白内障在手术后又发生了白内障,称为后发性白内障,简称后发障。它是由于白内障囊外摘除术(包括超声乳化摘除)后或晶状体外伤后,残留的皮质或晶状体上皮细胞增生,形成混浊,是白内障术后最常见的并发症。特点是白内障摘除后,近期视力达到 1.0 以上,但随着时间的推移,视力又逐渐下降,甚至回到原来水平。

11. 后发性白内障如何治疗?

得了后发障不用担心,当影响视力时,只需要用 YAG 激光照射治疗,即可治愈,这种激光治疗仅需一次,操作简便,几乎无痛苦,效果满意,费用低廉。若后囊膜混浊较厚无法使用 YAG 激光治疗时,可用手术方法将瞳孔区的晶状体后囊膜刺开或剪开,视轴区的光线就可以到达视网膜上,视力就恢复了,术后滴用抗炎眼药水预防感染即可。

12. 婴幼儿也会得白内障?

婴幼儿期患的白内障通常称为先天性白内障,是指出生前后即存在或出生后一年内逐渐形成的先天遗传或发育障碍导致的白内障,是一种常见儿童眼病,是造成儿童失明和弱视的重要原因。

13. 婴幼儿为什么会患白内障?

约一半先天性白内障与遗传相关。另外,在孕期前 3 个月,胎儿晶状体囊膜尚未发育完全,若此时母亲遭到风疹、水痘、单纯疱疹、麻疹、带状疱疹、流感等病毒感染,易导致白内障,特别是妊娠 2 个月时感染风疹病毒则白内障发病率接近 100%。其次,妊娠期营养不良、盆腔受放射线照射、服用某些药物(大剂量四环素、激素、抗凝剂)、患系统疾病(心脏病、肾炎、糖尿病、贫血、甲状腺功能亢进症)、维生素 D 缺乏、早产儿、胎儿宫内缺氧等也可引起先天性白内障。

14. 怎样及早就能发现婴儿患了白内障?

在婴儿 3 个月以后,如果发现婴儿视线不能随物移动,瞳孔区发白,眼睛暗淡无光,眼球不规则颤动,看固定物体时眼睛不能凝视等现象,应及时到医院进行检查确诊。

15. 患儿的白内障什么时候手术最好?

患儿出生后,应在能够耐受全身麻醉的情况下及早行白内障摘除手术,手术愈早,患儿获得良好视力的机会愈大。对于风疹病毒引起的白内障不宜过早手术,因为在感染早期,风疹病毒还在晶状体内存在,手术时可使这些潜伏的病毒释放而引起虹膜睫状体炎,甚至引起眼球萎缩。

16. 白内障术后如何护理?(视频:白内障术后护理)

白内障术后护理

(1)术后当天尽量多休息,睡觉不要向术眼侧卧。

(2)术后当日进软食,第二天可改为普食,忌烟酒及辛辣刺激性食物,宜食营养丰富易消化清淡食物,多吃蔬菜、水果,保持大便通畅。

(3)术后 2 周内不要让脏水或肥皂水进入眼内,洗脸时勿用力擦洗,勿揉眼,避免低头、咳嗽、用力挤眼、用力憋气及抬重物等,以免引起术眼感染、出血、伤口裂开或晶体移位等并发症。

(4)白内障术后完全恢复需要 1~3 个月时间,因此,3 个月内应避免打篮球、跑步、跳广场舞等剧烈运动,避免对眼球施加压力。

(5)按时滴眼,非甾体眼药(如双氯芬酸钠滴眼液)滴眼时间约为 6 周,含激素的抗生素眼药水(如妥布霉素地塞米松滴眼液)一般不超过 2 周。

(6)术后 1~3 个月做屈光检查,必要时配一副低度数的眼镜,以调整看远或看近的视力,达到最佳效果。

(7)幼儿白内障术后需及时配镜及做弱视训练,定期复查。

17. 您了解白内障超声乳化手术吗(视频:白内障超声乳化手术健康教育指导)

白内障超声乳化手术健康教育指导

白内障是主要致盲眼病之一,手术前需要进行一些必要的眼部和全身检查,结果符合手术指征即可确定手术日期。手术前需要给术眼滴扩瞳剂,使术眼扩大至6~8毫米,然后滴表面麻醉药和进行眼部冲洗,等麻醉药起作用后就可以手术了。术前还要进行术眼消毒,消毒时不要睁眼,避免消毒液进入眼内引起不适,然后铺无菌巾,此时不要用手触摸,以免污染。手术开始,术中配合医生固视眼球。术后眼部涂消炎眼药膏,纱布遮盖术眼。术后注意事项如下。

(1)手术后当天不要滴眼,不要按压术眼,平卧休息。避免吃辛辣刺激食物,不吸烟、不饮酒。休养环境应安静、舒适,避免紧张激动的情绪和劳动,保持良好心理状态。

(2)1个月内禁止长时间看电视和重体力劳动,坚持滴眼。洗脸时轻轻擦洗眼角,避免人工晶状体脱位。若需看书和其他近距离工作,术后1个月来医院验光配镜。

(3)如果术后视力在数月、数年后下降,可能是后囊混浊,医生检查后行YAG激光即可恢复视力。

(张华竹　吴春华　杜连小)

九、青光眼

张奶奶 65 岁,退休职工,晚饭后绣十字绣 2 小时,自觉双眼胀痛。休息 1 小时后胀痛无缓解,且左眼胀痛加重,伴同侧头痛、恶心、呕吐及视力下降,前来就诊,医生说得了急性青光眼。什么是青光眼? 好治吗?

1. 什么是青光眼?

青光眼是以视神经损害和视野缺损为共同表现的眼病,眼压增高是其发病的主要危险因素。根据前房角形态(开角或闭角)、病因机制及发病年龄 3 个主要因素,一般把青光眼分为原发性青光眼(急性闭角型青光眼、慢性闭角型青光眼、开角型青光眼)、继发性青光眼和先天性青光眼(婴幼儿型、青少年型、先天性伴有其他先天异常)三大类。

2. 什么是眼压? 眼压为什么会增高?

房水、晶状体和玻璃体等眼球内容物对眼球壁施加的压力称为眼压。眼球需要一定的压力才能发挥其生理功能,正常眼压一般为 10 ~ 21 毫米汞柱。多数情况下,晶状体和玻璃体在眼内的体积相对稳定,主要是房水的变化决定了眼压的高低。正常情况下,房水不断生成,同时又不断流出到眼外,周而复始的房水循环保持动态平衡。任何因素引起房水循环障碍导致房水外流减少,眼内房水集聚增多,就会造成眼压增高。这种情形就好像厨房里的洗碗池,水龙头打开后,水不停地排入下水道,如果下水道堵塞、滤网堵塞或水管开得太大,都可以造成水池积水,水池壁压力增加。

3. 为什么眼压正常，医生却说我患了青光眼？

有部分患者眼压在正常范围内，却发生了典型青光眼视神经萎缩和视野缺损，称为正常眼压青光眼。除眼压外，还有其他因素参与了青光眼的发病，如视神经供血不足、种族、年龄、近视等。总之，不管是眼压过高或过低，只要是直接或间接影响了视网膜视神经的代谢，造成视功能损害，均是患了青光眼。反过来说，高眼压如果没有视神经损害就不是青光眼，而是高眼压症。

4. 看灯光时满眼"彩虹"是有特异功能吗？

看灯光时可见其周围有彩色环，与雨后天空出现的彩虹相似，医学上称这种现象为虹视。虹视是闭角型青光眼的一种特殊的自觉症状，是眼压升高后，眼内房水循环发生障碍，引起角膜上皮水肿，从而改变了角膜折光所致。出现虹视并非是什么特异功能，而有可能是患了青光眼，应及时就医。

5. 只有"脑子生病"了才会出现偏头痛、恶心、呕吐、眼胀吗？

不是的。闭角型青光眼急性发作期可以出现上述症状，甚至有高热、脉搏细速等表现，对视功能损害极大，因症状类似脑血管病发作，容易与脑血管疾病相混淆，延误诊治，失去恢复视力的机会，因此如有上述症状并伴有视力减退者，应注意看眼科医生。

6. 青光眼为什么被称为"沉默的视力杀手"？

开角型青光眼、慢性闭角型青光眼发病隐蔽，进展缓慢，眼压是慢性升高的，早期没有任何症状，当病变进展到一定程度时，可有轻度眼胀、视力疲劳和头痛等症状，中心视力一般不受影响，而视野逐渐缩小，晚期双眼呈管状视野，最后视力丧失。急性闭角型青光眼在没有发作的时候眼压是正常或缓慢升高的，没有不适症状，早期可能会因为疲劳或精神刺激，在晚上突然出现视物模糊、鼻根酸胀或虹视等症状，经过休息后症状消失，只有在急性发作、眼压急剧升高时才会出现眼痛、头痛、视力急剧下降等症状，因此容易被忽视,造成视功能的不可逆性损害。因此,当出现上述症状时应及时就医治疗,挽救视力,保存现有视功能,以避免造成视功能的不可逆损害。

7. 如何早期发现急性闭角型青光眼?

患者早期可有轻度眼痛、视力减退,虹视伴轻度同侧偏头痛,鼻根和眼眶部酸痛及恶心。上述症状多发生于疲劳或情绪波动后,常于傍晚或夜间瞳孔散大情况下发作,经睡眠或到光线明亮处,瞳孔缩小,症状常可自行缓解,发作持续时间一般短暂而间隔时间较长,通常在发作1~2小时或数小时后,症状可完全消退。若发现此情况应及时就诊,检查确诊后,早期行激光虹膜切开术或虹膜周边切除术可获得根治。

8. 哪些因素可诱发青光眼的急性发作?

闭角型青光眼患者一般存在着一定的解剖因素,如角膜较小、眼轴较短、有远视、前房浅、房角狭窄等。此时如果遇到一些不利诱因,如情绪波动、在黑暗中停留过久、长时间低头阅读、全身或局部应用阿托品类药物、过度疲劳等就可能诱发青光眼急性发作,如果治疗不及时,可导致永久性失明。

9. 青光眼能治好吗? 怎样治疗青光眼?

这是青光眼患者普遍关心的问题。除闭角型青光眼早期手术可以得到根治外,一般来说,青光眼是一种不可逆转的致盲性眼病,也就是说青光眼的治愈,是以有效控制病情不再发展为治疗目的的。如果患者初次就诊时,视功能已经受到明显损害,即使眼压得到良好控制,也不可能再恢复正常视力。青光眼治疗的目的是保存现有视功能,目前治疗有两种途径:①降低眼压。由于眼压是相对容易控制的危险因素,目前主要通过药物、激光或手术方法将眼压控制在视神经损害不进一步发展的水平。②视神经保护性治疗,主要通过改善视神经血液供应来保护视神经。只有有效降低眼压,并能改善眼血流的药物治疗才能取得满意的近期和长期疗效。

10. 青光眼手术后眼里有个泡是怎么回事？为什么要保护它？

滤过性手术(小梁切除术)是治疗青光眼常用的手术方式,可将眼内房水经过手术切口引流到眼球外角膜缘区的球结膜下间隙,形成一个较局限而隆起的小泡,称为滤过泡。它的出现与存在是手术成功的标志,是临床观察手术效果最直观的体征,正常呈半透明状。滤过泡是避免眼内组织受到细菌侵袭的重要屏障,如果受到损伤发生渗漏,渗漏的通道就成了病原菌侵袭眼内的途径,从而造成眼内感染。另外,建立和长期维持有功能的滤过泡能良好控制术后眼压。因此,保护好您的滤过泡至关重要。

11. 如何保护好滤过泡？

(1)术后早期安静卧床休息,不要大声咳嗽、打喷嚏,不用力挤眼,防止碰伤术眼。

(2)保持术眼清洁干燥,勿用手揉眼,滴眼时眼球往上看,轻拨下眼皮,眼药滴在下眼皮和眼球交界处。

(3)按摩眼球时手法要正确,力度要适中。

12. 青光眼手术后为什么要经常按摩眼球？

青光眼滤过手术后前房已形成,滤过泡较小较平的患者应尽早作眼球按摩,可促进房水引流口保持通畅,防止滤口堵塞,使滤过泡弥散,建立功能性滤过泡,有效降低眼压。按摩时间大约持续3个月,因为术后3个月内是切口愈合、瘢痕形成的关键时期,3个月后按摩效果会差一些,所以应在这段时期进行积极按摩。

13. 青光眼手术后如何按摩眼球？（视频：青光眼手术后如何按摩眼球？）

青光眼手术后如何按摩眼球?

青光眼滤过术后眼压已有下降但未降到正常范围,如果确定是滤过功能不全引起的,患者可在医生指导下进行眼球按摩。具体操作如下:眼球向上注视,用示指指腹通过下眼睑向眼球加压,作用方向由下往上,使前房水通过滤口进入结膜下，每次加压 10 秒，放松 10 秒，连续做 2～3 次，每天做 3～4 次，持续按摩 3 个月。如眼压较高，可适当增加按摩次数。

14. 青光眼为什么要定期复查?

青光眼是终生性疾病，即使眼压控制在正常范围，视神经损害仍在悄悄进展，视功能在一点点丧失，而患者常无自觉症状，因此要定期复查。复查间隔时间应根据患者的眼压、眼底情况灵活掌握。一般手术患者出院后一周应回院复查，以后视病情而定。未手术者，若生活习惯良好，滴眼规律，可 2 个月查一次眼压，6 个月复查一次眼底及视野，若生活无规律，眼压忽高忽低，应 2 周复查一次眼压，1 个月复查一次眼底。

15. 青光眼患者如何进行居家护理?（视频:青光眼患者居家护理）

青光眼是一种常见的慢性病，病程发展缓慢，治疗周期长，有的需要终生用药，不能间断，所以患者应注意日常生活调养。

青光眼患者
的居家护理

（1）青光眼患者眼压升高，尤其是急性闭角型青光眼的发作，往往与情绪激动、过度疲劳等诱因有关，故青光眼患者生活要有规律，不宜暴饮暴食，要心情舒畅，注意劳逸结合。

（2）看电影、电视时间不宜过长。保持室内光线明亮，不要在暗处久留，不戴墨镜。控制饮水量，每次不超过 300 毫升。衣领不要过紧、过高。睡眠时枕头应垫高，避免长时间低头，以防因头部充血后，导致眼压升高。

（3）饮食要清淡，易消化，多吃蔬菜、水果，少食辣椒、油炸等刺激性食物，忌烟酒、浓茶、可乐、咖啡，保持大便通畅。

（4）如有头痛、眼痛、恶心、呕吐等症状，则要先请眼科医生检查排除青光眼急性发作，否则易误认为脑血管病或胃肠道疾病而延误治疗。

（5）如多次滴缩瞳药后出现眩晕、气喘、脉快、流涎、多汗等中毒症状，应卧床休息，饮适量温开水，及时擦汗，防止受凉，如症状无缓解必须及时就诊。

(6)青光眼患者即使眼压在正常水平,也要每1~2个月到医院测量一次眼压,每6个月复查一次视野及眼底。

16. 青光眼会遗传吗?

原发性青光眼是一种具有遗传倾向的疾病,在患者的直系亲属中,10%~15%的个体可能发生青光眼。

17. 青光眼患者能乘坐飞机吗?

青光眼患者能不能坐飞机呢?不能一概而论。一般来说,对于病情处于早期、治疗后眼压控制稳定、视野和视功能没有进行性恶化的患者(而且不合并高血压或心脏病等其他严重疾病),应该是可以乘坐飞机的。但是,如果是刚刚接受过青光眼手术、处于急性青光眼发作期或先兆期及各种青光眼的晚期、视神经损伤严重、残留管状视野者则不适于乘坐飞机。因为飞机在飞行中常常伴有加速度改变、大气压力降低、缺氧等情况,加上人体的应激反应及长途飞行引起疲劳、兴奋等因素,可能导致眼压波动或眼底视网膜视神经缺氧,使青光眼病情加重。

18. 青光眼的用药有什么注意事项?

(1)青光眼患者药物治疗是一个长期过程,长期使用一种药物后,有些患者的眼压可能失控,要及时更换另一种药物,几种药物可以轮流使用。

(2)应用缩瞳剂1%毛果芸香碱眼药水滴眼后,应压迫泪囊区3~5分钟,如出现出汗、头痛、恶心、呕吐等中毒症状应立即停药,及时就医。

(3)醋甲唑胺口服可降低眼压,久服可引起口唇、面部及指趾麻木,肾绞痛、血尿、低钾等不良反应,应注意观察。

(4)噻吗洛尔眼药水可抑制房水生成而降低眼压,因其在睡眠中无降眼压作用,应选择早晨与傍晚滴眼,而不在睡前滴用,用后可出现心动过缓、血压下降、晕厥、支气管哮喘等不良反应,应注意观察心率及血压情况。有心脑血管疾病及支气管哮喘者禁用。

19. 青光眼患者如何正确滴眼?

(1)青光眼患者术前为降眼压要用缩瞳眼药水,术后为防止虹膜后粘连或前房形成要用扩瞳眼药水,两个药作用相反,滴眼前要认真查对药名,药液不要滴太多,滴眼后不宜侧卧,以防眼药水外溢至对侧眼内引起不必要的并发症,滴眼后均要按压泪囊区2~3分钟。

(2)青光眼患者滴眼药时,一定要按时、定量,不可随意增加或减少滴药次数。两种以上眼药水滴眼时每次间隔5~10分钟。

(3)滴眼前将药液摇匀,含有激素的眼药水不宜长期使用,以免引起眼压升高。

20. 宝宝黑眼珠越长越大正常吗?

在婴幼儿时期,宝宝黑眼珠越来越大,有怕光、流泪或夜间经常哭闹时,应及时到医院检查是否患了先天性青光眼。先天性青光眼是胎儿发育过程中,前房角发育异常,不能发挥有效的房水引流功能而使眼压升高的一类青光眼。

21. 青少年型青光眼是怎么回事?

青少年型先天性青光眼,发病机制和婴幼儿型相同,但其早期一般无自觉症状,不易发现,病情发展到一定程度时可出现虹视、眼胀、头痛,甚至恶心等症状。因高眼压使眼轴加长,可加重近视,所以患近视眼的青少年应定期进行青光眼的排查,特别是近视度数呈进行性增长的年轻人,应考虑到患青光眼的可能,及时找眼科医生检查确诊。

（张华竹　王小井）

十、角膜炎

12岁的小明去郊区室外游泳回来第二天就出现眼红、眼痛,眨眼时就痛,怕光、流泪,大眼角还有黏稠的东西,妈妈带他看眼科医生。小明怎么了? 严重吗?

1. 什么是角膜炎?

角膜是位于眼球最前端的无色、无血管的透明纤维膜,表面光滑,含有丰富的感觉神经,是主要的眼屈光介质,相当于43D的凸透镜。角膜受到外界或内源性致病因素侵袭引起的炎症称为角膜炎。角膜炎根据感染的致病菌不同分为真菌性角膜炎、细菌性角膜炎、病毒性角膜炎。

2. 引起角膜炎的原因有哪些?

(1)角膜异物、角膜擦伤、不正确使用角膜接触镜、眼部接触病原体污染的药物或水源等是角膜炎的常见易感因素。

(2)全身疾病如自身免疫性疾病、艾滋病、糖尿病、营养不良、酒精中毒和其他慢性消耗性疾病患者也容易发生角膜炎。

(3)结膜炎、虹膜炎、巩膜炎等可波及角膜,引起角膜炎。

3. 眼睛出现什么信号时要警惕患了角膜炎?

如果你的眼睛出现疼痛、畏光、流泪、眼睑痉挛等症状,还伴有不同程度的视力下降,就要警惕患了角膜炎,应立即到医院就诊。

4. 角膜炎严重吗?

角膜是眼球前面无色透明的薄膜,它是眼睛的"窗户",当发生炎症时,病灶区角膜水肿、混浊、严重影响视力,若病变进一步发展,坏死组织脱落,角膜逐渐变薄,可导致穿孔,重者可引起眼内炎、全眼球炎,乃至眼球萎缩,视力完全丧失。即使炎症得到及时控制,溃疡愈合,也会残留不同程度的灰白色不透明瘢痕,同样影响视力。

5. 角膜炎如何治疗?

角膜炎治疗原则是控制感染、减轻炎症反应、促进溃疡愈合、减轻瘢痕形成。由于大多数角膜炎为外因所致,因此去除致病因素极为重要。其次,应根据溃疡区病原体培养和药物敏感试验结果选用敏感的抗生素,迅速控制感染,争取溃疡早日愈合,最大限度地减少后遗症。

6. 角膜炎能用激素治疗吗?

角膜炎患者应用糖皮质激素要严格掌握适应证,使用不当可致病情恶化甚至角膜穿孔。细菌性角膜炎急性期一般不宜使用糖皮质激素,慢性期病灶愈合后可酌情使用,有利于减轻瘢痕形成;真菌性角膜炎禁用糖皮质激素;对于病毒性角膜炎,糖皮质激素原则上只能用于非溃疡型的角膜基质炎。

7. 角膜炎药物治疗无效怎么办?

角膜炎药物治疗无效、溃疡穿孔或即将穿孔者,可采取角膜移植术清除病灶,术后继续药物治疗,绝大部分患者可保存眼球,还可恢复一定视力。

8. 病毒性角膜炎会复发吗?

患者患了病毒性角膜炎后,即使眼睛局部治疗好转,病毒也会终身潜伏在体内,在发热、创伤、机体免疫力低下时,病毒会从潜伏部位释放出来到达眼部,导致角膜炎的复发。

9. 如何预防病毒性角膜炎复发?

预防病毒性角膜炎复发应注意以下几点。
(1)保持心情愉悦,作息规律。

（2）加强锻炼,预防感冒。

（3）病情控制后,滴眼仍要坚持一段时间,直到医生允许停药。

（4）慎用激素类药物和免疫抑制剂。

（5）饮食清淡,忌辛辣刺激性食物,多食富含 B 族维生素、维生素 C 的食物,如猕猴桃、柑橘、全麦食品等。

（6）对于复发的病毒性角膜炎可能需长期口服抗病毒药物。

10. 角膜炎患者如何缓解眼睛疼痛?

（1）角膜炎患者畏光、流泪、疼痛,不敢睁眼,可多听轻松愉快的音乐,分散注意力,以改善因疼痛刺激所致的恶性循环。

（2）夜间疼痛难以入睡时,可在临睡前口服止痛药或安眠药。

（3）心理上放松,树立战胜疾病的信心,按时用药。

（4）滴眼时动作应轻柔,勿用力拨下眼睑,滴眼后勿用力闭眼。

11. 角膜炎患者如何进行居家护理?（视频:角膜炎患者的居家护理）

角膜炎患者
的居家护理

（1）要严格按照医生的嘱托滴眼,不随意停药。

（2）滴眼药水前要洗手,头部尽量后仰,用示指将下眼睑下拉与眼球分开,将药液滴入眼睑 1～2 滴,闭眼休息 5 分钟,切勿用力闭眼。滴眼时动作应轻柔,勿用力拨下眼睑。

（3）对溃疡较深、有角膜穿孔危险的患者,尽量避免咳嗽、打喷嚏、用力排便,以免角膜穿孔。

（4）注意保持眼睛卫生,避免眼部化妆、游泳,避免用脏手、衣袖等不洁物擦眼。

（5）饮食方面宜清淡,避免辛辣刺激的食物,忌饮酒。

（6）多吃富含维生素 A、B 族维生素、维生素 C 的食物,如胡萝卜、小米、西红柿等。

（7）日常生活中要做到起居规律,加强锻炼,增强体质。

（张华竹　田雪萍）

十一、角膜移植

张伯伯下地干活时不小心被玉米叶刮了一下眼睛,当时眼睛疼痛、流泪,在家自滴6天消炎眼药水症状不见好转,且眼睛分泌物多、怕光。入院后医生诊断为真菌性角膜炎,经过抗真菌治疗,病情无好转。医生告诉张伯伯,可能得做角膜移植才能挽救眼球。张伯伯急忙问,啥是角膜移植? 能彻底治好眼睛吗? 是否像肾移植、肝移植一样需要终生吃药呀?

1. 什么是角膜移植?

角膜移植就是用健康透明的角膜替换混浊病变角膜,使患眼复明或控制角膜病变,达到增进视力或治疗某些角膜病的目的。简单地说就是将病变的角膜切除,移植上健康的角膜。目前角膜移植是同种异体移植,供体来源于其他人的健康角膜,排异反应发生率低,成功率位于器官移植的首位。临床上常用的手术方式有穿透性(全层)角膜移植与板层角膜移植术两种。

2. 什么是穿透性角膜移植? 适用于哪些患者?

角膜由外向内分为5层:上皮层、前弹力层、基质层、后弹力层、内皮层。切通全层角膜的移植手术称为穿透性角膜移植。如果出现了下面几种情况需要做穿透性角膜移植。

(1)圆锥角膜,视力明显减退,无法配戴角膜接触镜而需手术矫治。

(2)角膜瘢痕,无活动性炎症,新生血管表浅稀疏,行穿透性手术预后较佳。

(3)角膜营养不良,为内皮性或实质层者,如严重影响视力可行此手术。

(4)严重的晚期角膜感染疾病,如真菌性角膜炎病情不能控制,角膜将毁坏时,可行此手术。

3. 什么是板层角膜移植术？适用人群有哪些？

板层角膜移植术是一种切取部分角膜厚度（板层，非穿透性）的角膜移植手术。适用于：

（1）角膜内皮细胞功能正常而角膜病变位于实质层者，如角膜炎症、外伤或感染遗留的基质瘢痕。

（2）深基质层以前的角膜变性、营养不良等。

4. 角膜移植后会有排异反应吗？有何症状？

排异反应是人体对于移植到体内的异体组织或器官，产生一种针对移植物进行攻击、破坏和清除的免疫学反应。尽管角膜属于免疫赦免部位，但是仍有23%角膜移植患者出现排异反应，年轻患者较老年患者发生率高。角膜移植后排异反应常发生于术后1~2个月，但有些病人术后几年也发生排异反应，症状主要是：视力突然下降，眼红、眼痛，移植片混浊、水肿，透明度下降等。

5. 角膜移植后需注意什么？

（1）注意眼部卫生，不能游泳，不要揉眼，避免日晒、热敷，外出要戴防护眼镜，避免碰伤术眼。

（2）忌烟酒，适量补充营养，多吃新鲜蔬菜、水果及富含维生素 A 的食物如胡萝卜、动物的肝脏等，少吃辛辣、油腻食物。保持大便通畅。

（3）术后一年内避免重体力劳动及剧烈运动，避免用眼过度，增强身体抵抗力，预防感冒。

（4）定期复查，术眼有不舒服症状时随时就诊，以免贻误病情。

6. 角膜移植像肾移植、肝移植患者一样需要终生吃药吗？

角膜移植术后无须终生吃药。术后为防止感染和排斥反应发生，通常用糖皮质激素（氟美龙）滴眼，可持续到术后一年，经检查移植片正常后即可停药。

（张华竹　是　蔷）

十二、眼干燥症

做平面设计的王小姐每天至少需要面对电脑工作 10 多个小时,最近为了赶工作进度又时常熬夜,这两天眼睛有点干涩、痒,特别是早晨起床时更痒。同事小芳说眼睛干涩也是病,让她到医院看看。眼睛干涩真是病吗?是什么病呢?

1. 眼睛干涩也是病吗?

眼睛干涩、畏光、视物模糊和视疲劳,并有异物感、烧灼感等,可能是患了眼干燥症,又称角结膜干燥症。本病是以泪液减少,泪膜稳定性降低而导致眼表损害的一种疾病,轻度的干眼不影响或轻度影响视力,晚期可出现角膜变薄、溃疡甚至穿孔,也可形成角膜瘢痕,严重影响视力。随着电子产品的风靡,本病发病率越来越高,并趋于年轻化。

2. 什么因素容易引起眼干燥症呢?

(1)年龄是引起眼干燥症的主要因素。泪液的质量和分泌量随着年龄的增长而减少,尤其是更年期以后的妇女,出现眼干燥症的情况非常多。

(2)生活环境干燥,尤其北方多风、干燥、污染重,这样的环境会增加眼干燥症的发病率。

(3)工作空间狭小,电脑和电器设备多,加上长时间使用空调,也特别容易造成眼干燥症。

(4)经常戴隐形眼镜尤其是戴有吸水性的软性接触镜,会增加眼干燥症的发生率。

(5)某些药物如一些眼药水含有防腐剂,也会引起眼睛干涩等症状。

(6)干燥综合征等全身性疾病可引起多系统的黏膜干燥,也可表现出眼干燥症。

（7）经常熬夜或上夜班，也可引起眼干燥症。

（8）维生素摄入不均衡，如维生素 A 缺乏。

（9）长时间近距离地看电脑、手机、电视等，眨眼次数相对减少，对眼球表面的泪膜层造成损害，是近年来造成眼干燥症多发的主要原因。

3. 眼干燥症如何治疗？

眼干燥症的治疗包括两方面：消除病因和缓解症状。明确引起眼干燥症的原因并消除是最佳治疗方法。然而，对大多数眼干燥症患者，仍然以缓解症状为主要的治疗目标，也就是用人工泪液来解除眼睛干涩。

4. 眼干燥症能治好吗？

眼干燥症的治疗效果取决于疾病轻重及有无眼表损伤。若轻度眼干燥症只有干涩症状而无眼表损伤，经治疗后异物感、烧灼感等症状可以消失。重度眼干燥症如存在角膜上皮破损，无法保持光滑、透明的光学平面，及时修复可不留痕迹，但若反复感染，可能形成毛玻璃状角膜，甚至形成瘢痕，如果瘢痕处于瞳孔区，可严重影响视力。

5. 眼干燥症患者如何做好日常防护？（视频：眼干燥症患者如何做好日常防护？）

眼干燥症患者如何做好日常防护？

（1）正确使用手机和电脑，建议每隔 30 ~ 40 分钟休息片刻。每天用眼时间尽量不超过 10 小时，与电脑之间阅读距离大于 30 厘米。

（2）平时要有意识地多眨眼，通过眨眼可以使泪水均匀地涂在角膜和结膜表面，这样可以保护我们的角膜。

（3）用热毛巾热敷眼睛或用热气来熏眼睛，每次敷 15 分钟左右，每天做 1 ~ 2 次，不仅可以有效减轻眼疲劳，还能刺激泪液分泌，从而有效保护眼睛。

（4）配合做一些穴位按摩，如按摩太阳、攒竹、风池、光明等穴位，效果会更好。

（5）多吃一些富含维生素 A、维生素 C、维生素 E 等抗氧化成分的水果和食物,如胡萝卜、菠菜、芝麻、黑豆、黄豆、小米等,也可以用枸杞子、百合、山药、薏苡仁、红枣、核桃等熬粥喝,给眼睛"开小灶",可有效预防或缓解眼干燥症。

(6)提高工作环境的湿度,例如在空调房放置一杯水、一盆水生植物或加湿器,原发性眼干燥症者建议配戴湿房镜。

(7)戴隐形眼镜的患者,晚上睡觉前一定要把隐形眼镜取下来,因为隐形眼镜长期使用,材料会衰退,透氧性降低,会加重眼睛干涩的程度。

（张华竹　刘松涛）

十三、葡萄膜炎

从事五金行业的周先生，一周前早上起床后发现自己的双眼又红又痒，但不影响视力，认为没啥大问题，可能是得了"红眼病"，自行到药店买了氯霉素眼药水滴眼。现一周过去了，双眼发红不但没好转，连视力也越来越差了，原来1.0的视力，现在甚至看不清楚东西了，遂到医院检查。医生说，周先生患的不是普通的"红眼病"，而是葡萄膜炎，早期症状和"红眼病"很像。周先生问："什么是葡萄膜炎？葡萄膜炎是怎么引起的？如何治疗？"

1. 什么是葡萄膜炎？

葡萄膜为眼球壁的中间层，富于色素和血管，又称色素膜，因颜色像紫色的葡萄，故名葡萄膜。葡萄膜血流缓慢，易受多种因素影响而引起炎症反应，称为葡萄膜炎。葡萄膜炎根据感染的部位不同分为虹膜炎、虹膜睫状体炎、中间葡萄膜炎、脉络膜炎、视网膜炎和全葡萄膜炎。其中虹膜炎、虹膜睫状体炎最为常见，约占葡萄膜炎总数的50%，可引起一些严重并发症和后遗症，是主要致盲眼病之一。

2. 葡萄膜炎是细菌感染引起的吗？

葡萄膜炎是眼科常见病。引起葡萄膜炎的常见原因有两种，一种是细菌感染，感染葡萄膜的细菌来源于眼外伤、葡萄膜邻近组织的炎症病灶及身体其他部位的感染灶。另一种是自身免疫性疾病引起的非细菌性炎症反应，如类风湿关节炎、强直性脊柱炎等。

3. 虹膜睫状体炎患者有何表现？

虹膜睫状体炎是临床上最常见的前葡萄膜炎，急性炎症者可出现眼痛、眼红、畏光、流泪、视物模糊、瞳孔缩小等症状;前房出现大量纤维蛋白渗出,反应性黄斑水肿或视盘水肿时,可出现视力下降或明显下降。慢性炎症者上述症状不明显,但易并发白内障或青光眼,导致视力严重下降。

4.虹膜睫状体炎可引起哪些不良后果?

(1)白内障。虹膜睫状体炎反复发作或慢性化造成房水改变,影响晶状体代谢,从而引起白内障,主要表现为晶状体后囊下混浊。此外,在前葡萄膜炎时,由于长期使用糖皮质激素滴眼剂,也可引起晶状体后囊下混浊。

(2)青光眼。虹膜睫状体炎时,可因以下因素引起眼压升高或继发性青光眼:①炎症细胞、纤维蛋白性渗出及组织碎片阻塞小梁网;②虹膜周边前粘连或小梁网的炎症,使房水引流受阻;③瞳孔闭锁、瞳孔膜闭阻断房水由后房进入前房。

(3)低眼压及眼球萎缩。虹膜睫状体炎反复发作或慢性化,可导致睫状体脱离或萎缩,房水分泌减少,引起眼压下降,严重者可致眼萎缩。

(4)角膜混浊。虹膜睫状体炎炎症累及角膜内皮时影响水的代谢而引起角膜水肿混浊;慢性炎症容易发生钙质沉着而引起角膜带状混浊,位于睑裂部。

(5)虹膜前后粘连。虹膜睫状体炎严重者瞳孔缘前后粘连,引起瞳孔闭锁和虹膜膨隆;瞳孔区被机化膜遮盖,形成瞳孔膜闭;虹膜膨隆或前房角渗出机化引起虹膜前粘连,均可导致继发性青光眼。

5.虹膜睫状体炎如何治疗?

虹膜睫状体炎的治疗主要是防止虹膜后粘连,迅速控制炎症,防止并发症的发生。具体措施是立即扩瞳。一般不用抗生素,对高度怀疑或确诊为病原体感染所致者,则应给予相应抗生素。对于非感染因素所致的葡萄膜炎,一般局部滴糖皮质激素眼药水(醋酸氢化可的松)、非甾体消炎眼药水(双氯芬酸钠、吲哚美辛)即可。

6. 虹膜睫状体炎如何进行居家护理？（视频：虹膜睫状体炎的居家护理）

虹膜睫状
体炎的居
家护理

虹膜睫状体炎是一种常见的眼病，若病情不严重，可在医生指导下在家治疗，但必须做好居家护理。

（1）可用热毛巾每天热敷患眼，以扩张血管，促进血液循环，促进炎症吸收，并在一定程度上起到止痛作用。

（2）饮食宜清淡，少食海鲜等高蛋白食物，不吃辛辣刺激性食物，如辣椒、蒜、姜、浓茶等，也不宜吃热性食物，如羊肉、狗肉等。忌暴饮暴食，戒烟酒。

（3）散瞳和抗炎是治疗本病的关键。用药时应注意：复方托吡卡胺滴眼散瞳后须用棉签压迫泪囊区3～5分钟；含有激素的眼药水不宜长期应用，口服激素药不随意停药；吲哚美辛等非甾体抗炎药应饭后服用，以免刺激胃肠道。

（4）虹膜睫状体炎容易复发，为避免反复发作应做好：①生活有规律，注意劳逸结合，积极锻炼身体，预防感冒。②保持情绪稳定，心情舒畅。③积极治疗其他感染性疾病。④对于易复发的患者，一旦出现眼红不适立即就诊。

7. 后葡萄膜炎是怎么回事？

后葡萄膜炎是一组累及脉络膜、视网膜、视网膜血管和玻璃体的炎症性疾病，患了后葡萄膜炎，可出现眼前有黑影或暗点、闪光、视物模糊或视力下降、视物变形、视物大小与实际不符，还可引起黄斑及视盘水肿、视网膜血管炎、视网膜脱离、视网膜下新生血管、视神经炎、眼球萎缩等并发症。

8. 患了葡萄膜炎为什么还要做全身检查？

葡萄膜炎多发于青壮年，易合并全身性自身免疫性疾病，常反复发作，治疗棘手，可引起一些严重并发症。医生除了要做眼科检查外，还要做红细胞沉降率、抗链 O、类风湿因子、结核菌素试验、胸部 X 射线等其他检查,尽早发现或排除风湿、类风湿、结核病、强直性脊柱炎等其他全身性疾病。

(张华竹　张小鹏)

十四、结膜炎

宝宝奶奶告诫宝宝,隔壁邻居家的小姐姐得了"红眼病",千万别和她一起玩,也不要看她的眼睛,一看就会被传染上。宝宝妈妈反驳婆婆宣传迷信,"红眼病"是结膜炎的一种,虽具有传染性,但只有接触了才可能被传染,对视不会被传染。奶奶和妈妈到底谁说得对?什么是结膜炎?什么是"红眼病"?"红眼病"通过对视会传染吗?

1. 什么是结膜炎?

结膜是覆盖于上下眼睑内侧和眼球前部巩膜表面的一层半透明黏膜组织,翻开上下眼皮,看到的就是结膜,结膜具有一定的预防感染的能力,但由于结膜大部分暴露于外界,易受外界环境的刺激和微生物感染而致病,当结膜防御能力减弱或外界致病因素增强时,可引起结膜炎,主要表现为结膜充血、水肿、分泌物多,眼睛痒、怕光、流泪、有异物感等,是临床上最常见的眼表疾病。

2. 什么原因容易引起结膜炎?

(1)最常见的是微生物感染,如细菌、病毒或衣原体等。

(2)风沙、烟尘、紫外线等物理性刺激和医用药品、酸碱或有毒气体等化学性损伤。

(3)过敏造成的免疫性病变及肺结核、梅毒、甲状腺病等全身性疾病。

(4)角膜炎、睑缘炎或睑腺炎等结膜邻近组织炎症蔓延。

3. 结膜炎会传染吗?

由细菌、病毒或支原体等微生物引起的结膜炎大都有传染性,而其他原因如过敏性、物理化学刺激等引起的结膜炎无传染性。

4. 结膜炎能治好吗?

大多数类型的结膜炎愈合后不会遗留后遗症,少数可因并发角膜炎症而损害视力。严重或慢性结膜炎可致结膜瘢痕形成、睑球粘连、眼睑变性或继发干眼等。

5. "红眼病"是怎么回事? 两人对视会传染吗?

"红眼病"是结膜炎的一种,是由肺炎双球菌、金黄色葡萄球菌、流感嗜血杆菌等感染引起的急性传染性眼病,可出现眼红、眼痒、眼部分泌物多等症状,临床上称为急性或亚急性细菌性结膜炎,也称为急性卡他性结膜炎,通过接触传播,传染性强,多在春秋季节爆发流行,两人对视不会传染。

6. 得了"红眼病"怎么办? (视频:得了"红眼病"怎么办?)

"红眼病"是眼科急性传染病,为避免大面积传染流行,患了"红眼病"以后需注意以下几点。

得了"红眼病"怎么办?

(1)首先要进行接触性隔离,避免将细菌传染给他人。不用手揉眼睛、毛巾、脸盆等个人用具一定要和他人分开使用并定期消毒,不可随意接触其他物品,禁忌到公共场所游泳,切断一切细菌向外传播的途径。

(2)急性期应该根据医生建议选用 2 ~ 3 种广谱抗生素眼药水滴眼,每种眼药水的使用间隔为 5 分钟,每隔 1 ~ 2 小时滴 1 次,晚间涂用眼膏。急性期过后,要继续滴用抗生素眼药水一周,避免迁延成慢性结膜炎。

(3)眼睛不能包扎,一旦包扎起来,影响眼内分泌物排出,使结膜炎症加重,病程延长。

(4)饮食宜清淡,避免食用葱、姜、蒜等辛辣刺激性食物及羊肉、狗肉等热性食物,多吃绿豆、菊花、百合等具有清热降火功效的凉性食物。

7. 眼睛红就是"红眼病"吗？

这种说法不完全正确，结膜炎表现为"眼睛红"，其他眼疾也可表现为"眼睛红"，如临床上常见的角膜炎、虹膜睫状体炎、急性充血性青光眼或结膜下出血等。再者由于结膜经常暴露在眼球外面，容易受到微生物或异物侵袭，引起局部血管扩张，眼睛也会发红。

8. 人们常说的沙眼是什么？有何危害？

沙眼也属于结膜炎，是由沙眼衣原体感染所致的一种慢性传染性结膜角膜炎。由于沙眼患者睑结膜粗糙不平，形似沙粒，故称沙眼，中医称为粟疮，是致盲的主要眼疾之一。得了沙眼，若不积极治疗，任其发展下去，可发生一些并发症如睑内翻、倒睫、角膜溃疡、角膜血管翳、睑球粘连、眼干燥症等，严重者造成视力减退，甚至失明。

9. 如何预防沙眼？

(1)注意个人卫生，提倡勤洗手和一人一巾，不与他人共用毛巾，最好用流动水洗脸，不用脏手揉眼或衣袖擦眼。

(2)集体场所洗脸用具分开，避免与他人共用餐具，发现沙眼尽快治疗，以免扩散。

(3)重视居住区内外环境卫生，适当锻炼身体，提高身体抵抗力。

（张华竹　吴春华）

十五、翼状胬肉

家住太行山的王老伯听说村里来了个医疗队,放下手里的农活赶去看热闹,一个穿白大褂的医生告诉王老伯,他眼睛上的"攀睛"必须及早手术,王老伯不以为然地说,不就是长了个"鱼肉"吗,偶尔会感到有点磨眼,自己也没啥不舒服的,都这把年纪了,也不求好看了,瞎折腾啥。下面听听医生怎么说。

1. 俗话说的"攀睛眼"是什么病?

"攀睛眼"医学上称为翼状胬肉,老百姓也称"鱼肉",是由于结膜受到刺激而形成的一种向角膜表面生长的与结膜相连的纤维血管样组织,常发生于鼻侧的睑裂区,因其形状酷似昆虫的翅膀而得名。

2. 翼状胬肉有什么危害?

翼状胬肉除了影响美观,还可引起眼红、流泪、异物感,肥厚挛缩的胬肉还可限制眼球运动;当胬肉蔓延浸润到角膜后,可压迫局部角膜引起散光、视物重影;当胬肉延伸到瞳孔区,不透明的胬肉组织遮挡瞳孔区光线,影响视力;若胬肉完全覆盖瞳孔区,可致视力下降,甚至致盲,即使手术切除胬肉,视力提高也有限。

3. 长了"攀睛"就要割除吗?

小而静止的胬肉一般无须治疗,但要尽可能减少风沙、阳光等刺激。若胬肉进行性发展,侵入瞳孔区,影响视力和眼球转动时,可以进行手术切除,但可能复发。胬肉切除后再取用羊膜等移植覆盖眼表,可减少胬肉复发率。

4. 翼状胬肉切除后为何选羊膜覆盖重建眼表？

羊膜是胎盘的最内层，光滑透明，与人眼结膜组织结构相似，含有眼表上皮细胞，包括结膜细胞和角膜上皮细胞生长所需要的物质，无血管、神经及淋巴，具有一定的弹性。再者，其抗原性极低，几乎不发生排斥反应。此外，羊膜还具有减轻炎症、减少新生血管生成和纤维增殖的生物学特点。

5. 翼状胬肉切除联合羊膜覆盖术后如何自我护理？（视频：翼状胬肉切除联合羊膜覆盖术后的自我护理）

翼状胬肉切除联合羊膜覆盖术后的自我护理

（1）保持术眼清洁，按时滴眼。术后 2 周内不能将脏水溅入眼内，不能用力挤眼和揉眼，不做剧烈运动，防止移植片脱落。

（2）角膜含有丰富的神经末梢，因手术刺激术后可引起眼痛、异物感、流泪、睁眼困难等不适，术后 24～72 小时眼痛明显时，可服用止痛药缓解。

（3）术后早期，因伤口缝线刺激可引起术眼摩擦感、干涩不适，可滴少量滴眼液润滑以减轻不适，不要随意撕扯缝线。

（4）术后初期不能见强光，外出最好戴墨镜，注意合理用眼，尽量少看手机、电脑，避免眼睛疲劳。

（5）若术眼出现红、肿、痛、畏光、分泌物增多等症状，应随时复诊。

6. 翼状胬肉如何做好日常防护？

（1）尽量避免烟尘、风沙及阳光刺激，户外工作可戴防紫外线眼镜。

（2）注意眼部卫生，患沙眼或结膜炎应及时治疗，若结膜充血明显时，可滴抗生素眼药水，以控制炎症，缓解胬肉进展。

（3）保持睡眠充足，生活规律，饮食应清淡，避免辛辣刺激性食物。

（张华竹　王小井）

十六、视网膜脱离

李阳,大二学生,近视 700 度,前天玩"王者荣耀"时右眼突然被黑影遮住,看不清东西,眼前闪光,医生检查后诊断为右眼视网膜脱离。李阳比较疑惑,视网膜脱离是怎么回事? 为什么会发生视网膜脱离呢? 视网膜脱离后该怎么办? 眼睛会瞎吗?

1. 视网膜脱离是怎么回事?

视网膜是眼球壁最里面的一层薄膜,具有成像和传导功能,其结构十分复杂,主要分为神经上皮层和色素上皮层。正常情况下这两层是黏附在一起的,病理情况下这两层组织被分离开,此时称为视网膜脱离。视网膜脱离是一种严重的眼病,一旦发生就像照相机里的底片脱落一样,物体就不能在眼里形成物像,从而引起视力下降。根据发病原因视网膜脱离可分为孔源性、牵拉性和渗出性 3 类。

2. 视网膜脱离会致盲吗?

会。视网膜脱离后若不及时治疗,可由局部脱离发展成全视网膜脱离,导致视力严重障碍,最后可因眼球萎缩而失明。

3. 哪些人容易发生视网膜脱离?

高度近视、糖尿病视网膜病变、眼外伤、高血压、缺血性视网膜静脉阻塞、视网膜静脉周围炎、无晶状体眼、原田病、肾炎、妊娠高血压综合征等疾病均容易发生视网膜脱离。

4. 眼睛出现哪些症状时应高度警惕视网膜脱离?

视网膜脱离发病前患者会先感到眼前有飞蚊、闪光并似有云雾遮挡,然后视力突然下降,并有视野缺损,此时应高度警惕视网膜脱离,及时就医。

5. 发生视网膜脱离时该怎么办?

一经发现视网膜脱离,应立即住院治疗,并保持绝对卧床休息,孔源性视网膜脱离根据脱离部位可采取仰卧位、左侧卧位或右侧卧位,原则上使裂孔处于最低位,以防视网膜脱离范围扩大。同时包扎双眼,尽量减少眼球运动及不必要的活动,完善各项检查准备手术。

6. 视网膜脱离能治好吗?

孔源性视网膜脱离手术成功率达90%以上,6%的再次手术者也可达到视网膜复位,视力预后取决于黄斑是否脱离及脱离的时间长短,黄斑未脱离及脱离时间少于1周者,视力预后良好。视力预后还和病情的复杂程度有关,如增殖性糖尿病视网膜病变导致的玻璃体与视网膜有广泛增殖粘连,造成视网膜脱离,其预后差。

7. 视网膜脱离如何治疗?

孔源性及牵拉性视网膜脱离应尽早手术,封闭裂孔,缓解或消除玻璃体牵拉。手术方法有巩膜外垫压术、复杂病例选择玻璃体切除手术+气体或硅油填充。封闭裂孔方法可选用激光光凝、电凝、冷凝裂孔,促使脱离视网膜复位。渗出性视网膜脱离主要治疗原发病,大多不需要手术。

8. 视网膜脱离患者手术前需注意什么?

(1)卧床休息,勿震动头部,保持适当体位。

(2)多吃蔬菜、水果及易消化食物,避免便秘,预防感冒。

(3)术前3天滴抗生素眼药水,术前一天洗澡,更换清洁衣物,避免感染。

(4)高血压、糖尿病患者将血压、血糖控制在相对正常范围内;已并发尿毒症者,应复查生化,根据化验结果及时透析,减少并发症的发生。

(5)视网膜脱离手术时间长,方法复杂,应做好思想准备,克服紧张情绪,必要时睡前口服镇静剂,以保持充沛精力,更好地配合手术。

9. 视网膜脱离为什么要切除玻璃体填充硅油?

复杂的视网膜脱离需做玻璃体切除,它不仅能去除玻璃体牵引,还可清除混浊的屈光间质,为检查和治疗创造条件。切去玻璃体后形成的空间可用硅油填充使视网膜复位。硅油为无色透明液体,化学性质稳定,无毒,对人体无害,比水轻,有一定表面张力,玻璃体切割术后注入眼内会浮于玻璃体腔的上方,能很好地顶压视网膜脱离区,促进视网膜复位。

10. 玻璃体切除加硅油填充术后都取俯卧位吗?

不是的。玻璃体切除加硅油填充术后的卧位应根据视网膜脱离部位不同而选择不同的体位,原则上视网膜脱离部位应处于最高处,使硅油更好地顶压视网膜脱离区,促进视网膜复位。可选用俯卧位、左侧卧位或右侧卧位。

11. 玻璃体切除加硅油填充术后俯卧位如何既保持正确体位,又增加舒适感?

接受玻璃体切除加硅油注入术者,术后长期俯卧位可引起眼睑水肿、头晕、颈肩背部酸痛、胸闷等不适症状,患者应学会俯卧位、坐位、站立位等各种体位交替应用,但始终要保持脸与地面平行,并以俯卧位为主。前10天必须保证每日俯卧10小时,以后可适当延长间歇时间,直到检查视网膜复位为止。

12. 视网膜脱离手术时填充的硅油需要取出来吗?

硅油一般都需要取出。硅油长期在眼内,可以乳化导致青光眼、白内障等眼病。所以玻璃体切除行硅油填充术后3~6个月,如检查视网膜已复位,需进行二次手术取出硅油。硅油取出后,玻璃体腔将逐渐被睫状体产生的房水填充,以替代切除的玻璃体,维持眼球的正常形态和功能。

13. 视网膜脱离行玻璃体切割术后需要注意什么？

（1）术后一般应轻闭双眼卧床休息 3 ~ 7 天，不要左顾右盼，避免过多的眼球运动。

（2）术后 3 小时内疼痛多为麻醉作用消失所致，可不予处理，术后 6 ~ 8 小时眼胀痛、头痛多为眼压高引起，应及时报告医生。

（3）手术顶压眼球、手术时间较长、麻醉药量较大、眼压较高、血糖过高并伴有酮体出现等原因，术后均可引起恶心、呕吐，一般不需要处理，症状严重者应报告医生，适当应用止吐药。

（4）术后 2 天吃粥、汤面等半流质食物，以后进普食，但要禁忌烟酒及辛辣刺激性食物。

（5）保持大便通畅，避免过度用力排便，避免用力咳嗽或打喷嚏，以免缝线崩脱。

（6）两周内禁止洗脸，以免脏水溅入眼内，及时滴眼，防止眼内感染。

14. 视网膜脱离行玻璃体切割硅油填充术后体位如何摆放？
（视频：视网膜脱离行玻璃体切割硅油填充术后体位指导）

视网膜脱离行玻璃体切除硅油填充术后体位指导

方法一：俯卧位俯卧于床上，将前额部置于 U 形枕弯曲处，将面部腾空，防止术眼受到挤压，拿一个柔软度较好的枕头垫在胸部，避免心脏长期受压，引起胸部不适。将双上肢放于头的两侧，下肢交替屈伸，减轻患者因长期俯卧位而引起的疲劳。

方法二：头低床旁坐位，长时间俯卧位会引起全身肌肉疲劳、胃部不适感和消化不良，因而可以让患者坐到床旁，使用 U 形枕趴卧。

方法三：床上头低坐位，在床上放一个小桌子，可用 U 形枕放在桌子上趴卧，优点是长时间的头低俯卧位会使腿部肌肉僵硬，而此坐位可以伸展腿，也可以屈膝。但是无论怎么活动，头部都要低，术眼要与地面平行。

方法四：术后患者不能剧烈活动，当可以适当活动时，可以采用如下方式。患者低头，术眼与地面平行，护士站在患者前方，距离一臂远，让患者双手置于护士肩上，护士带领着患者行走，也可以在患者左右两旁搀扶行走。

15.视网膜脱离手术后还会再次脱离吗？如何预防？

视网膜脱离经手术治疗后,视网膜复位,恢复了部分视功能,若不注意保养眼睛,还会发生再次脱离。应当从以下几方面做好预防。

(1)尽可能避免眼外伤和头部震荡伤。

(2)避免过度用眼,注意劳逸结合。

(3)避免重体力劳动和剧烈运动。

(4)术后1个月可恢复力所能及的工作,但应避免过劳。3个月内除经常到医院复查外,还应口服一些神经营养剂。如眼前出现闪光感或火花闪动,应立即到医院检查。

（张华竹　田雪萍）

十七、糖尿病视网膜病变

62 岁的李阿姨是一位资深的"糖友",今天跳广场舞时听舞伴说,一块跳舞的孙阿姨得了"糖尿病视网膜病变"住院了,一只眼啥也看不见,可能保不住了。李阿姨吓得大喘气,以前只认为糖尿病只是尿里含糖,吃得多,尿得多,这怎么跑眼睛上了,还真会失明吗? 自己该怎样预防呢?

1. 糖尿病还会导致眼睛失明?

是的。很多人认为糖尿病只是单纯的血糖升高或"三多一少",并不会给身体带来重大的伤害,然而这就大错特错。糖尿病患者如果血糖得不到有效的控制,可出现全身多脏器组织损害,损害在眼部可引起眼部微循环障碍,导致视网膜缺血、缺氧而引起一系列病变,医学上叫作糖尿病视网膜病变,它是我国四大致盲眼病之一。早期患者常无自觉症状;晚期视网膜周边部大片毛细血管闭塞,导致视网膜大片缺血,诱发新生血管,新生血管增生纤维突入玻璃体腔,可产生视网膜前出血或玻璃体积血,也可导致视网膜脱离,造成视力严重减退。此外糖尿病视网膜病变还可以引起新生血管性青光眼。

2. 糖尿病患者如何预防视网膜病变?

对于糖尿病患者,首先要控制好血糖,不能忽高忽低,应在医生指导下正确使用降糖药物;再者改善膳食结构,适当运动,预防高血压和高脂血症;另外,为了早期发现、早期治疗糖尿病引起的视网膜病变,应定期进行眼底检查。

3.糖尿病患者应多久做一次眼底检查?

随着人们生活水平的提高,糖尿病患者逐年增加,而49%~58%的糖尿病患者可发生视网膜病变,所以糖尿病患者的筛查与随诊尤为重要。1型糖尿病患者应在诊断5年后开始接受视网膜病变的筛查;2型糖尿病患者一经确诊,应尽快进行眼科检查,并且之后每年复查一次。

4.糖尿病患者出现什么情况必须尽快到眼科就诊?

糖尿病患者若出现视力模糊、复视、眼痛、眼前闪光、眼前黑影和视野缺损等症状,应高度怀疑发生了糖尿病视网膜病变,应及时到眼科就诊。

5.糖尿病视网膜病变如何治疗?

(1)控制血糖。控制血糖是治疗糖尿病视网膜病变的根本措施,与糖尿病的进展和视力预后有很大关系,如同时存在高血压也应同时治疗。

(2)激光光凝治疗。糖尿病视网膜病变不同时期要采取不同的激光方法,如黄斑水肿和囊样水肿可做格栅光凝,重度非增生性糖尿病视网膜病变可做象限光凝或全视网膜光凝;增生性糖尿病视网膜病变则做全视网膜光凝。

(3)玻璃体腔注药。康柏西普或雷珠单抗玻璃体内注射可治疗黄斑水肿、抑制新生血管。

(4)玻璃体切割术。玻璃体积血如不吸收和(或)有视网膜前膜形成可考虑玻璃体切割术。

(5)冷冻治疗。糖尿病视网膜病变晚期,眼压增高导致新生血管性青光眼时,可做冷冻治疗。

（张华竹　是　蔷）

十八、视网膜动脉阻塞

上午工作时，李先生突然觉得眼前发黑，以为是长时间看电脑的原因，揉揉眼没有好转，心情紧张地来医院就诊，经检查医生诊断为视网膜动脉阻塞。李先生很疑惑，视网膜动脉阻塞是个什么病？医生解释说视网膜动脉阻塞就像脑血管阻塞一样，"中风"了。

1. 眼睛也会"中风"吗？

是的，我们把视网膜动脉阻塞称为"眼中风"。它分为视网膜中央动脉阻塞和分支动脉阻塞。当突发无痛性视力丧失，瞳孔散大，对光反射迟钝，极有可能是发生了视网膜中央动脉阻塞。中央动脉阻塞的部分患者发病前有阵发性黑蒙史，数分钟后视力恢复正常，可反复发作多次，本病是导致突然失明的急症之一。一旦发生，应立即就医解除阻塞，部分视力可恢复。若超过 4 小时未有效治疗，视神经几乎全部发生萎缩，则会导致永久失明。视网膜分支动脉阻塞则症状较轻，表现为视力下降，视野某一区域有固定暗影，若及时治疗，预后较好。

2. 哪些人容易发生视网膜动脉阻塞？

视网膜动脉阻塞多发生于老年人，特别是伴有动脉粥样硬化、高血压、糖尿病等全身疾病患者，男性比女性发病率高。

3. 抓住视网膜中央动脉阻塞后 90 分钟内就医有何好处？

医学上把视网膜动脉阻塞后 90 分钟以内的时间称为"黄金 90 分钟"。一旦出现无痛性视力丧失的症状，应该高度怀疑视网膜中央动脉阻塞，尽早尽快就医。入院后医生会为患者做眼底检查以确诊。确诊后应用血管扩张药如654-2球后注射或全身用扩血管药;行氧气吸入,以增加血管氧含量,缓解视网膜缺氧状态;口服阿司匹林等,全身应用抗凝剂。经过以上处理,解除阻塞,恢复血液循环,挽救视力。一般视网膜中央动脉阻塞超过6个小时,则中心视力不可恢复。

4.怎样预防视网膜动脉阻塞的发生?(视频:怎样预防视网膜动脉阻塞的发生?)

视网膜动脉阻塞虽然非常凶险,但是可以预防。

(1)首先注意饮食结构的调整,多食清淡食物,少食油腻食品,预防高脂血症、高血压和动脉硬化。

(2)注意情绪的调整,保持乐观情绪,避免因情绪激动而致血管突发痉挛。

(3)对一过性黑蒙,要引起高度警惕,及时到医院做眼底检查。

(4)要参加适度的体育锻炼,不要久蹲、久坐、久卧,以防血流缓慢而引发血管阻塞。

怎样预防视网膜动脉阻塞的发生?

(张华竹 刘松涛)

十九、视网膜静脉阻塞

张大爷最近右眼看东西老觉着眼前好像有黑影遮挡一样,医生检查后说是患了视网膜静脉阻塞。视网膜静脉阻塞严重吗? 能治好吗? 引起的原因是什么?

1. 引起视网膜静脉阻塞的原因有哪些?

本病病因比较复杂,较常见的原因有:

(1)视网膜动脉硬化,在动静脉交叉处静脉受硬化的动脉压迫。

(2)血脂过高、红细胞增多、血小板减少,引起血液黏度改变,血液流动变慢,形成血栓。

(3)大出血、高血压患者服药过量,血压突然降低,易形成静脉血栓。

(4)某些全身疾病如糖尿病、高血压、动脉粥样硬化或血管炎等,都可导致血流迟缓,形成血栓。

2. 视网膜静脉阻塞有何症状?

视网膜静脉阻塞分为中央静脉阻塞和分支静脉阻塞,中央静脉阻塞一般症状较重,预后较差。主要表现为中心视力下降,部分视野缺损,患者感觉眼前或一侧有浓密的黑影遮挡。分支静脉阻塞则症状较轻,预后较好。

3. 视网膜静脉阻塞可引起哪些并发症?

视网膜静脉阻塞病程较长,即使视力恢复正常,其病理改变仍在不断进行,可引起黄斑水肿、玻璃体积血、视网膜脱离、新生血管性青光眼等并发症,严重影响视力。

4. 视网膜静脉阻塞如何治疗?

视网膜静脉阻塞治疗比较困难,目前尚无有效治疗药物,一般在病情的不同阶段应用病因治疗和对症治疗。

(1)新鲜出血阶段,积极查找病因并予以去除。在出血吸收阶段,应用活血化瘀药物,扩张血管,抑制血小板聚集,改善微循环。恢复阶段,主要应用一些神经营养剂及促进细胞代谢的药物。

(2)激光治疗,激光可减少毛细血管渗漏,减轻视网膜水肿,促进渗出吸收。

(3)近年来开展的玻璃体腔内注射康柏西普、雷珠单抗等药物,在治疗阻塞引起的黄斑水肿方面取得明显疗效。

(4)发生大量非吸收性玻璃体积血或视网膜脱离时,应及早行玻璃体切割术。

5. 玻璃体腔内注药治疗视网膜静脉阻塞安全吗?

黄斑水肿可引起视力下降、视物变形,目前玻璃体腔注药术是治疗黄斑水肿的重要方法,那么注药后到底有哪些风险呢? 眼内注药最大的风险就是发生眼内炎,这是眼部最严重的并发症。但是注药造成眼内炎的发生率要低于其他内眼手术(比如白内障手术),眼内注药毕竟只有一个针眼,没有手术切口的损伤大,所以相对比较安全。

6. 玻璃体腔内注药术后如何护理?

(1)术后24小时内可能会有疼痛、烧灼感,1~2天内可能会有异物感,这是正常现象,告知患者不用紧张。术后若有明显眼痛、视物明显模糊、眼红充血、伴分泌物增多等情况,应立即告知医生。

(2)注药后早期部分患者有眼前黑影飘动感或眼红、结膜出血等情况,这是正常现象,不需要处理。

(3)术后7天内避免沐浴、游泳,保持眼睛清洁,按要求局部滴抗生素眼药水。

(张华竹　张小鹏)

二十、老年性黄斑变性

王伯伯今年75岁了,最近看东西越来越模糊,且视物变形,以为得了白内障,去医院检查,医生说他患了老年性黄斑变性,需要往眼睛里打针治疗。王伯伯很害怕,担心自己的眼睛从此看不见了,那么老年性黄斑变性是怎么回事呢? 能治好吗?

1. 老年性黄斑变性是怎么回事?

老年性黄斑变性又称年龄相关性黄斑变性,为眼科常见老年眼病,是60岁以上的老年人视力不可逆损害的首要原因,年龄越大发病率越高。老年人常因视力下降就医而发现本病,病因可能与遗传、营养失调、免疫疾病有关。

2. 老年性黄斑变性治疗效果好吗?

老年性黄斑变性分为干性(萎缩性)和湿性(渗出性)两种,干性病变双眼视力下降较慢,治疗效果好;湿性病变发展快,有时伴有出血,治疗效果差,可造成视力永久性损害。

3. 老年性黄斑变性如何治疗?

本病病因不明,除一些支持疗法外,尚无特效药治疗。干性病变有视力下降时,可行低视力矫正。部分湿性病变可用激光光凝封闭新生血管膜,但不能阻止新的新生血管形成。内服锌剂可以防止黄斑变性的发展。目前多采取玻璃体腔内注射康柏西普、雷珠单抗等药物,在抑制新生血管形成及促进其消退方面取得了明显疗效。

（张华竹　吴春华）

二十一、中心性浆液性脉络膜视网膜病变

小强,35 岁,电脑工程师,最近为开发一个新项目每天工作到很晚。今天早上起床后发现看东西变形,且中间发暗。医生检查后告诉他他患了中心性浆液性脉络膜视网膜病变,简称中浆,中浆是个什么病? 能治好吗?

1. 中心性浆液性脉络膜视网膜病变是怎么回事?

中心性浆液性脉络膜视网膜病变简称中浆,是由于视网膜色素上皮形成损害区,屏障功能失常,脉络膜渗出液流经损害区时,导致液体进入神经上皮层以下,形成黄斑部视网膜神经上皮浅脱离,表现为患眼视力下降,视物变暗、变形、变小、变远,伴有中央相对暗区,眼前节无任何炎症表现。多见于 20 ~ 45 岁的青壮年男性,单眼或双眼发病,通常表现为自限性疾病,有复发倾向,病程长或多次复发者可致永久性视力障碍。

2. 引起中浆的原因是什么?

中浆的发病原因不明。目前认为精神紧张和过度疲劳是引起此病的常见诱因,另外,妊娠及大剂量全身应用糖皮质激素也可以诱发此病或使病情加剧。

3. 中浆不治疗会好吗?

中浆是一种自限性疾病,无特殊药物治疗,大部分患者在 3 ~ 6 个月内能自行痊愈,视力恢复,但视物变形、变小等症状可持续一年以上。若 3 ~ 6 个月不能自愈者,且渗漏点距黄斑中心凹 200 微米以外,可采用激光光凝渗漏点,促进视网膜色素上皮屏障修复和视网膜下液吸收,缩短病程。对于慢性复发性中浆,可用光动力疗法,疗效较好,但费用较高。

（张华竹　王小井）

二十二、玻璃体积血

王阿姨今年56岁了,有高血压病史10多年,血压控制得不太好,近期老感觉眼前有好多小黑点飞来飞去,去医院检查,医生告诉她是玻璃体积血导致的。王阿姨疑惑地问玻璃体不是透明的吗?怎么会出血呢?这个病好治吗?

1. 眼前总有"不明飞行物"飘来飘去是病吗?

眼前出现条状、丝状、点状如蝇翅的半透明物上下左右飞来飞去、飘忽不定,尤其是在眼睛看晴朗天空或白色背景时更为明显,这种症状称为"飞蚊症"。如漂浮物数量大小形态不变,也不影响视功能,那么是生理性的。如漂浮物数量增多或形状变大、颜色变浓,属于病理性飞蚊症,有可能是玻璃体积血、视网膜脱离等眼底病造成的,应及时到医院就诊。

2. 玻璃体积血是怎么回事?

玻璃体为无色透明胶质体,充满玻璃体腔内,占眼球容积的4/5,约4.5毫升,主要作用是屈光及支撑视网膜。玻璃体本身无血管,不发生出血。玻璃体积血多因内眼血管性疾患和损伤引起,也可由全身性疾患引起。出血量少时,患者可有"飞蚊症"。出血量大时,视力可突然减退甚至仅有光感。出血如果长期不吸收,可引起纤维增殖、机化,进而导致牵拉性视网膜脱离,并引起白内障、继发性青光眼等并发症。

3. 玻璃体积血如何治疗?

玻璃体积血量少的无须特殊处理,可等待其自行吸收;大量出血者未合并视网膜脱离和纤维血管膜的可以等候3个月,待其自行吸收,如玻璃体内积血仍未吸收时可进行玻璃体切割术;合并视网膜脱离或牵拉性视网膜脱离时,应及时进行玻璃体切割术;怀疑存在视网膜裂孔时,应卧床休息,待积血下沉后及时给予激光封孔或视网膜冷冻封孔。

4. 玻璃体积血患者如何自我防护?

(1)体位无严格限制,避免剧烈运动。

(2)选用清淡易消化、富含纤维素的饮食,保持大便通畅。

(3)积极治疗原发病如糖尿病、高血压、视网膜静脉周围炎等,手术后继续用药物控制,保证术眼顺利恢复。

(4)出血性玻璃体混浊,若出血量少,时间较短,药物治疗有一定疗效,若出血量大,且反复出血超过 3 个月未吸收者,应手术治疗。

(5)如出现视力突然下降、视野缺损或眼球胀痛等症状,可能是出现了其他眼科并发症,应立即就诊。

（张华竹　田雪萍）

二十三、眼内炎

刘奶奶5天前做了白内障手术,今天感觉眼痛,眼屎多,看东西模糊,经医生检查患了眼内炎。眼内炎是啥原因引起的?能治好吗?

1. 引起眼内炎的原因有哪些?

玻璃体是细菌等微生物极好的培养基,若细菌等微生物进入玻璃体可导致眼内炎。引起眼内炎的原因有两种:一种是非感染性玻璃体炎症,炎症来源于周围组织如虹膜、睫状体、脉络膜等的疾病,另一种是感染性玻璃体炎症,其又分为内源性和外源性两种。内源性感染病,原微生物随血流或淋巴液进入眼内,或由于免疫功能抑制、免疫功能缺损而感染,如细菌性心内膜炎、肾盂肾炎等引起的细菌性感染,器官移植或肿瘤患者化疗后发生的真菌性感染。外源性感染由外伤或手术将细菌带入眼内引发。

2. 眼内炎有何临床表现?

内源性眼内炎,炎症细胞进入玻璃体腔后可产生飞蚊症,严重时视物模糊;手术后细菌性眼内炎表现为球结膜充血,前房积脓或玻璃体积脓,伤口有脓性渗出,患眼突然疼痛和视力丧失,通常发生在术后1~7天。

3. 眼内炎怎样治疗?

(1)应用抗生素或抗真菌药物控制感染,给药途径可选用眼内注药、结膜下注射、结膜囊滴药或静脉给药。

(2)行玻璃体切割手术,清除玻璃体腔内脓肿,清除致病菌,恢复玻璃体透明度。

（3）积极治疗原发病。

（张华竹　是　薔）

二十四、缺血性视神经病变

李奶奶72岁,患有糖尿病、高血压、动脉硬化近20年,今天早晨起床时,突然感觉右眼下方有黑影,遂来医院就诊,医生诊断为缺血性视神经病变。什么是缺血性视神经病变? 是什么原因引起的呢?

1. 缺血性视神经病变是怎么回事?

缺血性视神经病变使视盘供血障碍,导致视盘局部缺血梗死,表现为视力突然减退、视盘水肿、视野缺损。发病年龄多在50岁以上,多为单眼,也可双眼先后发病,发病前多有一过性视物模糊。不及时治疗还可导致视神经萎缩,视力逐渐丧失。

2. 引起缺血性视神经病变的原因有哪些?

(1)视盘局部血管病变,使血管狭窄或阻塞,如眼部动脉炎症、动脉硬化或栓塞等。

(2)血黏度增加,以致血循环减慢,如红细胞增多症、白血病、严重贫血等疾病。

(3)眼部血流低灌注,如全身低血压、颈动脉或眼动脉狭窄、急性失血、眼压增高等。

3. 缺血性视神经病变分为几种类型? 各有何特点?

可分为两种类型:①动脉硬化性,多见于40~60岁,可有高血压、高脂血症、糖尿病等危险因素;②动脉炎性,主要为颞动脉炎所致,以70~80岁老年人多见,症状比动脉硬化性重,常伴有风湿性多肌痛症,表现为局限性或弥漫性头痛、头皮触痛、下颌痛、厌食、低热、关节痛等症状。

4.缺血性视神经病变如何治疗?

（1）全身应用糖皮质激素，以缓解由循环障碍所致的水肿、渗出，对动脉炎性尤为重要。

（2）针对全身行病因治疗，如积极治疗高血压、高脂血症、糖尿病等。

（3）局部和全身应用改善微循环药物。

（4）口服降眼压药，以相对提高眼灌注压。

5.缺血性视神经病变能治好吗?

缺血性视神经病变很难完全恢复视力。如能及时治疗,大部分可以改善和恢复视功能,如不能及时治疗,可能留下不同程度的视神经萎缩,严重者导致失明。

（张华竹　刘松涛）

二十五、视神经炎

　　小伟今年 10 岁,小学四年级,最近看东西老觉着模糊,害怕是由于看手机引起的而遭到妈妈责骂,一直不敢告诉家人,直到今天早上看东西模糊突然加重了,才敢告诉妈妈,遂来眼科就诊。医生检查后说是得了视神经炎。视神经炎是什么引起的? 严重吗? 能治好吗?

1. 什么是视神经炎?

　　视神经是中枢神经系统的一部分,主要功能是传导视觉神经冲动。视神经有髓鞘包裹,就像日常生活中电线的铜芯外面包裹的一层塑料绝缘层。完整的视神经髓鞘是保证视神经电信号快速跳跃式传导的基础。视神经的炎性脱髓鞘、感染、非特异性炎症、遗传等因素,可导致视神经传导功能下降,称为视神经炎。

2. 哪些人易患视神经炎? 有何特点?

　　视神经炎多发生于儿童和青壮年。儿童与成人的视神经炎又有所不同。儿童多见于视盘炎,约半数为双眼患病,发病急,但预后好,约 70% 的患者视力可恢复至 1.0。成人多见于球后视神经炎,单眼发病率高。

3. 视神经炎有何症状?

　　神经炎患者表现为视力急剧下降,可在一两天内视力严重障碍,甚至无光感,伴有眼眶痛,特别是眼球转动时疼痛,还可表现为色觉异常或仅有视野损害,视野呈中心暗点或向心性缩小。

4. 视神经炎为何要做头颅核磁共振检查？

视神经炎常为多发性硬化的首发症状，头颅核磁共振检查可以了解脑白质有无脱髓鞘斑，对早期诊断脱髓鞘疾病多发性硬化、选择治疗方案及患者的预后判断有参考意义。头部核磁共振还可帮助鉴别鞍区肿瘤等颅内疾病导致的压迫性视神经病变，帮助进行病因的鉴别诊断。

5. 视神经炎必须治疗吗？

脱髓鞘性视神经炎通常在发病 1～2 周时视力损害最严重，随着病程的推移，髓鞘逐渐恢复，不治疗本病也可自行恢复，但病程稍长为 1～3 个月。临床上常使用糖皮质激素治疗，目的是减少复发，缩短病程。感染性视神经炎和自身免疫性视神经炎应及早去除病因，对症治疗。

6. 视神经炎应用激素治疗需要注意什么？

（1）按时按量服药，服用时间相对固定，早上 7 点服用为宜，不可随意停药，不可随意增减药量，要在医生观察及监测下慢慢停药。

（2）定期检测血常规、肝肾功能、电解质及血糖变化。长期服药会导致电解质紊乱，造成低钾、低钙、血糖升高，故应多吃富含钾、钙食物，少吃甜食。

（3）定期检测血压，激素可导致水钠潴留引起血压升高，应低盐饮食。

（4）观察有无胃痛、黑便等情况，因激素对胃肠道有一定刺激作用，可以引起消化道溃疡、消化道出血等症状，故宜饭后服。

（5）预防感染，保持皮肤清洁，避免感冒及进食不洁食物。

7. 视神经炎的病程及预后如何？

一般经过积极治疗，发病后数周炎症消退，视力和视野均可恢复正常，如果发生视神经萎缩，则一般预后差，仅保留部分视力，甚至失明。

视神经炎的
日常护理

8. 视神经炎日常如何护理?（视频:视神经炎的日常护理）

（1）生活有规律,注意劳逸结合,积极锻炼身体,增强体质,预防感冒。

（2）保持情绪稳定,心情舒畅,树立战胜疾病的信心。情绪焦虑、抑郁会影响治疗效果。

（3）饮食宜营养丰富,多食新鲜蔬菜、水果,少食海鲜等高蛋白食物。

（4）在医生指导下定时、定量用药,激素是治疗视神经炎的最常用药物,但不良反应较多,不能滥用。

（张华竹　张小鹏）

二十六、泪囊炎

隔壁老王家前几天添了个孙子,全家高兴得不得了,可是这两天发现小宝宝每天都眼泪汪汪的,而且眼屎特别多,去医院检查说是得了新生儿泪囊炎。宝宝这么小怎么会得泪囊炎呢?是先天性的吗?能治好吗?

1. 宝宝一直流泪是病吗?

宝宝在出生后数日或数周眼睛流泪或伴有分泌物多,可能是患了新生儿泪囊炎。新生儿泪囊炎以慢性多见,主要因为鼻泪管下端的胚胎残膜没有退化,阻塞鼻泪管所致,也可由于结膜炎、炎性分泌物堵塞鼻泪管所致。治疗新生儿泪囊炎多采取泪囊区按摩,大多数能获得痊愈,未能痊愈者在宝宝6~12个月可加压冲洗或行泪道探通术。

2. 新生儿泪囊炎如何按摩治疗?(视频:新生儿泪囊炎的按摩治疗)

先用示指指腹按压泪囊部,由下往上挤压,挤出少量脓液,擦净脓液后滴抗生素眼药水,然后用示指指腹有规律地按压泪囊区,自下睑眶下线内侧与眼球之间向下按压,按压时保持一定力度,以使分泌物向下冲破先天残膜,按压后滴抗生素眼药水,每次按压5~10分钟,每日3~4次,坚持数周,能够促使鼻泪管下端开放。大多数患儿可随着鼻泪管开口发育开通而自愈,或经过按摩痊愈。若保守治疗无效,半岁以后可考虑行泪道探通术。

新生儿泪囊炎的按摩治疗

3. 大眼角流脓是怎么回事?

大眼角流脓可能是患了慢性泪囊炎。正常情况下,人的泪液是通过泪小点→泪小管→泪囊→鼻泪管→鼻腔流走的。一旦鼻泪管狭窄或阻塞,泪液滞留于泪囊内,伴发细菌感染则引起慢性泪囊炎,它是最常见的泪囊病,主要表现为流泪、分泌物增多,下睑皮肤湿疹,挤压泪囊区也就是大眼角有黏液或黏液脓性分泌物自泪小点溢出。

4. 慢性泪囊炎有什么危害?

如果患了慢性泪囊炎,泪囊就成为眼睛最大的"细菌库",细菌随时可以从泪囊感染眼球,造成不可弥补的损害。如角膜或结膜受外伤后,隐藏在泪囊内的细菌会乘虚而入,引起角膜炎或角膜溃疡,轻者治愈后遗留瘢痕,重者甚至发生角膜穿孔而失明。另外,慢性泪囊炎也是内眼手术的一个隐患,如白内障、青光眼手术,如有泪囊炎存在,细菌可经切口造成眼球内感染(眼内炎)。

5. 患了慢性泪囊炎如何治疗?

(1)药物治疗　可用抗生素眼液滴眼,每日 4 ~ 6 次。滴眼前要先挤出分泌物,也可在泪道冲洗后注入抗生素药液。药物治疗仅能暂时减轻症状。

(2)手术治疗　一般药物治疗 6 个月无效时,应尽早行手术治疗,常用的手术方式是泪囊鼻腔吻合术。

6. 慢性泪囊炎如何护理?（视频:慢性泪囊炎的护理）

慢性泪囊炎
的护理

(1)多吃新鲜水果、蔬菜,禁食辣椒、大蒜等刺激性食物,忌烟酒。

(2)保证充足的睡眠,保持大便通畅。

(3)保持眼部清洁,每日挤压泪囊区 2 ~ 3 次,脓液排干净后滴抗生素眼药水,每天 3 ~ 4 次。

(4)树立战胜疾病的信心,治疗上持之以恒。

(5)药物治疗 6 个月仍不见效者,应尽早到医院手术治疗。常用的手术方式是鼻腔泪囊吻合术。

(6)手术后应取半卧位,以利于伤口积血的引流,减少出血。术后当天进软食,避免进过热食物。用1% 麻黄素滴鼻,以收敛鼻腔黏膜,利于引流。

(7)切勿牵拉鼻腔填塞物及用力擤鼻。保持伤口局部清洁干燥,滴眼轻柔。

7. 如何预防慢性泪囊炎?

(1)保持眼部清洁卫生,不用脏手揉眼或脏手帕擦眼睛。

(2)及时彻底治疗沙眼、睑缘炎等外眼部炎症,不给细菌以可乘之机。

(3)有迎风流泪的患者,尽早到医院查明原因,给予治疗。

(4)有鼻中隔偏曲、下鼻甲肥大或慢性鼻炎者应尽早治疗。

8. 什么是急性泪囊炎?

急性泪囊炎可以是慢性泪囊炎急性发作,也可以因细菌毒力强、身体抵抗力弱而突然发作。主要表现为患眼充血、流泪,有脓性分泌物,泪囊区局部皮肤红肿、坚硬、疼痛、压痛明显,炎症可扩展到眼睑、鼻根、面颊部,甚至引起眼眶局部红、肿、疼痛等眼眶蜂窝织炎表现,严重时可出现畏寒、发热等全身不适。

9. 急性泪囊炎如何治疗?

急性泪囊炎发病初期可行眼睛局部热敷和用抗生素眼药水(膏),口服或静脉滴注抗生素全身用药,控制炎症。如症状无明显减轻且脓肿形成,应给予引流脓液或手术治疗。

(张华竹　吴春华)

二十七、睑腺炎

姜小姐，两个月前右眼长了个"针眼"，经抗感染治疗后治愈。这两天，左眼上眼皮又出现红、肿、痛，再次来医院就医，经医生检查后发现其左眼也长了个"针眼"。询问病史，回答最近吃辣椒比较多。"针眼"与吃辣椒有关系吗？

1."针眼"是怎么回事？

麦粒肿

"针眼"医学上称为睑腺炎，俗称麦粒肿，是眼睑内的睑板腺被化脓性细菌感染而引起的急性炎症。眼睑俗称眼皮，像帘子一样覆盖在眼球前面保护着眼球，分为上睑和下睑两部分，里面埋藏着许多皮脂腺，称为睑板腺，分泌腺液及油脂，从睑缘排出。麦粒肿初起时眼睑缘红肿，并长了一个针眼大小的小脓点，所以，老百姓也称之为"针眼"。

2. 长了麦粒肿如不及时治疗后果严重吗？

麦粒肿急性期表现为局部红、肿、热、痛等症状。初起眼睑局限性红肿，眼睑胀痛或眨眼时疼痛，如炎症严重可出现眼睑弥漫性红肿。轻者经治疗症状消退或未治疗自行消退，或过3~5天后硬结变软、化脓，脓头在睫毛根部破溃排脓后红肿、疼痛逐渐消退。当致病菌毒力强或全身抵抗力弱，如有耳前或下颌下淋巴结肿大，表示病情严重，可发展成为眼眶蜂窝织炎。如不及时治疗，可引起败血症或海绵窦血栓等并发症。

3. 用金戒指打"针眼"真的管用吗？

这种方法不可取。如果长了"针眼"（麦粒肿），早期可以用干净热毛巾敷眼睛，每次10~15分钟，每天3~4次，同时滴抗生素眼液，以促进炎症消退,局部炎症重或伴有淋巴结肿大者,可口服或静脉滴注抗生素。如已出现脓头,应到医院请医生切开排脓。若脓肿较大,需要放置引流条,并每日换药,无脓时再取出引流条。当脓肿尚未形成或已破溃出脓,切忌挤压,以免感染扩散,引起眼眶蜂窝织炎、海绵窦脓栓等严重并发症。故而不建议患者自行用戒指或其他物品扎破脓肿。

4.怎样预防麦粒肿?

(1)注意眼部卫生,保持眼部清洁。

(2)注意休息,适当增加睡眠,避免过度劳累。

(3)多吃水果,增加维生素的摄入,提高身体抵抗力,少吃辛辣刺激性食物。

(4)重视睑缘炎等眼睑慢性病的治疗。

（张华竹　王小井）

二十八、睑板腺囊肿

小伟今年中考,每天都学习到很晚,一天无意中发现上眼皮有个小"疙瘩",不红不肿、不疼,与周围皮肤颜色一样。医生诊断为霰粒肿,需要手术治疗。为什么会得霰粒肿?严重吗?

1. 什么是霰粒肿?引起的原因是什么?

霰粒肿

霰粒肿是睑板腺特发性无菌性慢性肉芽肿性炎症,规范名词为睑板腺囊肿。可能由慢性结膜炎或睑缘炎而致睑板腺出口阻塞,腺体内的分泌物潴留在睑板内,对周围组织产生慢性刺激而引起。

2. 霰粒肿有何表现?

霰粒肿患者常无自觉症状,常在闭眼时发现囊肿处皮肤隆起,皮肤颜色正常,但与皮肤不粘连,可单发、多发,一般无疼痛,肿块也无明显压痛。大的肿块可压迫眼球,产生散光而使视力下降,可有异物感。

3. 如何正确处理霰粒肿?

小而无症状的霰粒肿无须治疗,待其自行吸收。大的霰粒肿可先热敷,热敷不能消退时应到医院行手术切除。

4. 怎样预防霰粒肿?

首先生活要有规律,不能长时间熬夜。再者注意眼部卫生,保持眼部清洁。另外要多吃蔬菜、水果,增加维生素的摄入,提高身体抵抗力。

5.麦粒肿和霰粒肿是一种病吗?

麦粒肿和霰粒肿不是一种病。麦粒肿是皮脂腺或睑板腺的急性炎症,而霰粒肿则是由于睑板腺出口受到阻塞,睑板腺的分泌物淤积在腺体内,刺激腺体周围组织,形成与眼部皮肤无粘连的硬性肿块。麦粒肿病情发展快,局部红肿、压痛明显。霰粒肿病程进展缓慢,多无自觉症状。麦粒肿严重时可引起败血症等全身症状,霰粒肿只有眼睑局部表现。

(张华竹　田雪萍)

二十九、睑缘炎

做售卖员的王小姐，非常爱美，是个典型的"不化妆绝不出门"的"人造美女"。每天光在镜子前捣饬不下 20 分钟，什么粉底、遮瑕、眉粉、眼影、眼线、睫毛膏等一样都不能少，最近王小姐总觉得眼皮边缘发红、发痒，画眼线时还有点痛。王小姐很担心，自己这是对化妆品过敏吗？还是眼睛患了什么病？以后还能化妆吗？到附近的医院咨询，分诊台的护士告诉王小姐，她可能患了睑缘炎，也就是老百姓说的"烂眼边"，具体情况需要找眼科医生进一步确诊。

1."烂眼边"是怎么回事？

睑缘炎又称"烂眼边"，是指睑缘表面、睫毛毛囊及其腺体组织的亚急性或慢性炎症。可分为鳞屑性、溃疡性和眦部睑缘炎。引起"烂眼边"的原因主要是眼睑皮肤皮脂腺和睑板腺分泌旺盛，皮脂溢出，以致细菌感染。其他如睡眠不足、屈光不正、视疲劳、营养不良、不注意眼部卫生或长期使用劣质化妆品等都可促使此病发生。

2.得了"烂眼边"能治好吗？

鳞屑性睑缘炎预后好，睫毛脱落后可再生，病变迁延久者可引起下睑外翻，导致溢泪及下睑皮肤湿疹；溃疡性睑缘炎预后差，睫毛脱落后不可再生，可引起秃睫、倒睫、兔眼、下睑外翻及溢泪等一系列并发症。

3."烂眼边"如何治疗？

（1）针对病因治疗。如有屈光不正，应予以矫正；如有全身性慢性病应同时进行治疗；此外应注意营养和体育锻炼，增强身体抵抗力，减少烟酒刺激。

（2）对症治疗。用生理盐水或3%硼酸溶液清洁睑缘,拭去分泌物后涂抗生素眼膏,每天3~4次,病愈后应至少继续用药两周,防止复发。溃疡性睑缘炎较顽固,为使药物容易吸收,可挑破脓疱,拔除睫毛,清洁溃疡面再上药。眦部睑缘炎滴用0.25%~0.5%硫酸锌眼液,同时服用维生素B_2。

4. 如何预防"烂眼边"再次复发?

（1）平时养成良好的卫生习惯,擦眼睛时要使用干净的面巾纸擦拭,擦洗脸时应先擦洗眼睛再擦洗面部其他部位。

（2）注意去除各种刺激因素,如烟尘、化学物质等。

（3）过敏体质的人要少食辛辣食物,并戒烟酒。

（4）适当增加营养,补充维生素,增强全身抵抗力。

（5）每晚睡眠要充足,积极治疗慢性病。

（6）有屈光不正（远视或近视）者要及时纠正。

（张华竹　是　蔷）

三十、睑内翻

张大爷最近一段时间老感觉眼睛磨、痛、流泪等不适,去医院检查医生说是因为睑内翻倒睫引起的,做个手术就好了。那么睑内翻是个什么病?严重吗?

1.什么是睑内翻?

睑内翻是指睑缘向眼球方向卷曲的位置异常。当睑内翻达一定程度时,睫毛也倒向眼球。因此睑内翻和倒睫常同时存在。

2.为什么会得睑内翻?

睑内翻根据病因可分为3类。

(1)痉挛性睑内翻。可由于炎症刺激,使眼轮匝肌痉挛引起睑内翻,也可因眶内脂肪不足和眼睑皮肤松弛引起,常见于老年人。

(2)瘢痕性睑内翻。由睑结膜及睑板瘢痕性收缩所致,主要见于沙眼、结膜烧伤等。

(3)先天性睑内翻。多由于内眦赘皮、睑缘部轮匝肌过度发育或睑板发育不全所引起。

3.睑内翻时间长了有何危害?

睑内翻导致睑缘部向眼球方向卷曲,摩擦角膜,引起角膜上皮脱落,如继发感染,可发展为角膜溃疡。如长期不愈,则可引起角膜新生血管、角膜混浊,导致视力下降。

4. 睑内翻必须手术治疗吗?

睑内翻的治疗方法因病因而异。

(1)先天性睑内翻随年龄增长、鼻梁发育,可自行消失,如孩子5~6岁仍然内翻,可考虑手术。

(2)痉挛性睑内翻应积极控制炎症,若因老年人皮肤松弛引起的睑内翻应手术治疗。

(3)瘢痕性睑内翻必须手术治疗。

5. 睑内翻手术后需要注意什么?

(1)术后保持术眼清洁干燥,1周内手术部位避免沾水,不要揉眼,不做剧烈运动或拎重物。

(2)遵医嘱应用抗生素眼药水或口服抗生素。

(3)禁食辛辣刺激食物,不饮酒。

(4)一般术后5~7天,若局部伤口愈合良好,可拆除缝线。

(张华竹　刘松涛)

三十一、睑外翻

60 岁的李阿姨是一位"老美女"，每天都打扮得花枝招展，但令李阿姨头痛的是随着年龄的增长眼袋越来越明显了，用什么办法都遮不住。前段时间在儿媳的劝说下在美容院做了祛眼袋手术，现在已经过去 1 个多月了，左眼效果较好，右眼下眼皮仍有不适，迎风流泪，到正规大医院检查，医生告诉李阿姨，她患了轻度睑外翻。李阿姨非常生气，自己不就做了个祛眼袋手术，为什么会得睑外翻，接下来该如何治疗呢？

1. "兔眼"是怎么回事？

"兔眼"是指睑裂闭合不全，也就是说在闭眼的时候上下眼皮不能完全闭合，常由睑外翻引起。睑外翻是指睑缘向外翻转离开眼球，睑结膜暴露在外。轻度睑外翻引起溢泪，眦部皮肤湿疹，重者睑结膜暴露、充血、干燥，眼睑闭合不全者可使角膜失去保护，角膜上皮干燥脱落，易引起暴露性角膜炎或角膜溃疡。

2. 睑外翻分几种类型？

睑外翻根据发病原因可分为 3 种类型：①瘢痕性睑外翻，由眼睑皮肤瘢痕性收缩所致。②老年性睑外翻，仅限于下睑，由老年人眼睑皮肤及外眦韧带松弛引起。③麻痹性睑外翻，仅限于下睑，由面神经麻痹，眼轮匝肌收缩功能丧失引起。

睑外翻

3. 睑外翻如何治疗？

睑外翻应根据病因治疗，瘢痕性和老年性睑外翻均须手术治疗。麻痹性睑外翻首先治疗面神经麻痹，为防止发生暴露性角膜炎，可做暂时性睑缘缝合术。不论何种原因引起的眼外翻,在未矫正外翻前均应注意保护角膜,白天频滴人工泪液,涂大量眼药膏,睡前可将患眼遮盖。

4. 睑外翻日常如何护理?

首先要注意保护角膜,眼内涂抗生素眼药膏,睡前可将患眼用湿布遮盖。再者老年性睑外翻患者应学会正确的擦泪方法(向上或横向拭泪),以防止或减少外翻加剧。

(张华竹　张小鹏)

三十二、上睑下垂

隔壁王爷爷家的儿媳妇给王家添了个大胖孙子,开始那几天王爷爷高兴坏了,但最近这两天王爷爷好像有什么心事,不怎么爱笑了。原来王爷爷家的胖孙子,自打出生后,左眼一直睁不开,使劲逗孩子,孩子眼睛最多只能睁个像韭菜叶子宽的缝。前来贺喜的李阿姨告诉王爷爷,宝宝眼睛睁不大也是病,需要尽快到医院检查。

1. 宝宝眼睛睁不大是病吗?

上睑下垂

宝宝上眼睑不能抬起、眼睛睁不大可能是患了先天性上睑下垂。它是由于眼睑肌肉功能不全或丧失,导致上眼睑不能提起,而使上睑成下垂的异常状态。遮盖部分或全部瞳孔,可能引起视力障碍。

2. 引起上睑下垂的原因是什么?

引起上睑下垂的原因有先天性和后天性两种。先天性上睑下垂主要是由动眼神经核或上睑提肌发育不良引起,有遗传性;后天性上睑下垂是由动眼神经麻痹、上睑提肌损伤、交感神经疾病、重症肌无力、上眼睑肿物等引起。

3. 得了上睑下垂怎么办?

先天性上睑下垂以手术治疗为主。如果上眼睑遮盖瞳孔,为避免引发弱视,应尽早手术。后天性上睑下垂,若是由神经系统疾病、其他眼部或全身性疾病所致,应先进行病因治疗或药物治疗,若系统治疗半年以上无效再考虑手术治疗。

4. 上睑下垂矫正术后如何护理?（视频：上睑下垂矫正术后护理）

上睑下垂矫正术后护理

上睑下垂可导致患者仰头看东西或造成弱视,不仅给其工作、生活带来不便,还影响容貌,给患者造成极大的心理负担,所以患了上睑下垂要及时手术矫正,那么矫正术后如何护理呢?

（1）保持术眼清洁干燥,勿揉眼,避免碰撞术眼。

（2）多卧床休息,避免熬夜,睡前尽量少饮水,以防局部皮肤肿胀。

（3）严格按医嘱滴眼药水,涂眼膏,以防角膜干燥而致暴露性角膜炎,可经常做眨眼动作。

（4）避免吃辛辣刺激及较硬食物,以免影响伤口愈合。

（5）术后可出现暂时性眼睑闭合不全,属正常现象,待炎症消退,症状即可消失。

（张华竹　吴春华）

三十三、化学性眼烧伤

奶奶带童童从超市回来,将刚买回来的一堆零食摊在桌上,让4岁的童童乖乖地坐在客厅吃东西,自己一头扎进厨房开始做饭,正做着做着,突然听到客厅传来孩子的尖叫声。原来,童童吃饱喝足后开始玩了,看到食品袋里的干燥剂,想起来妈妈以前告诉过自己,这是"毒药",不能吃,吃了会中毒的。童童想看看汪汪牛奶吃了后会不会中毒,于是将干燥剂倒进易拉罐装的汪汪牛奶里,看到牛奶哧哧冒泡,凑近想看个究竟,结果被喷射出来的液体喷进眼睛里了。

1. 化学性眼烧伤你了解多少?

在日常生产和生活中经常会遇到这样的情况:不小心被洁厕灵溅到眼睛里了,指甲油、风油精、脚气水等当眼药水滴到眼睛里了,工作中强酸强碱溅到眼睛里了等,这些化学性溶液、粉尘或气体接触眼部后可导致眼部烧伤,称为化学性眼烧伤,烧伤严重者可导致终生失明。最常见的是酸碱烧伤。

2. 您知道眼化学烧伤常见的"罪魁祸首"是干燥剂吗?

食品袋中的干燥剂估计大家都不陌生,那么你知道它有多危险吗?常用的干燥剂多为生石灰干燥剂,它的主要成分为氧化钙,遇水会发生化学反应,生成氢氧化钙,并释放大量热量。特别是在密闭的容器内瞬间会发生爆炸,一旦爆炸性物质溶液进入眼内则破坏性极强。另外,干燥剂粉尘不慎飞溅或揉入眼内,即可与泪液生成氢氧化钙,对角膜的损害极大。所以家长一定要注意,千万不要让孩子接触到干燥剂。万一眼睛被干燥剂沾染,要第一时间清除眼内干燥剂,然后用大量清水冲洗,持续半个小时以上,等刺激不再那么明显时,再送去医院救治处理。

3. 眼角膜烧伤后可以再生吗?

角膜是否再生取决于烧伤的程度,仅有角膜上皮点状脱落或水肿为轻度烧伤,数日后水肿消退,角膜上皮可修复,不留瘢痕,视力不受影响。中重度角膜烧伤,角膜不能再生,角膜愈合后会遗留角膜白斑,严重影响视力,根据病情可行羊膜移植、角膜缘干细胞移植或角膜移植术,以挽救眼球。

4. 化学性眼烧伤经治疗后视力能恢复吗?

由弱酸或稀释的弱碱引起的烧伤多为轻度烧伤,预后好,无明显并发症,视力多不受影响。由强酸或稀释的碱引起的烧伤多为中度烧伤,预后较差,可出现小片结膜缺血坏死,角膜斑翳,影响视力。由强碱引起的烧伤多为重度烧伤,预后差,结膜会出现广泛缺血坏死,角膜全层灰白或瓷白色,可出现角膜溃疡或穿孔,引起葡萄膜炎、继发性青光眼、白内障,造成睑球粘连、眼球萎缩或视力的丧失。

5. 化学性眼烧伤如何家庭急救? (视频:化学性眼烧伤的家庭急救)

在日常生产和生活中,一旦发生化学性眼烧伤,应争分夺秒地在现场彻底冲洗眼部,这是处理化学性眼烧伤最重要的一步。及时彻底地冲洗能将烧伤减轻到最低程度。应立即就地取材,用大量清水或其他水源反复冲洗眼部,冲洗时应翻转眼睑,转动眼球,暴露穹隆部,将结膜囊内的化学物质彻底洗出,应至少冲洗30分钟,注意冲洗液自流压力不要过大,如没有颜面部严重污染或灼烧,也可采取浸洗,即用一盆清水,将面部放入水中,两眼睁大,头部在水中左右摇晃,如此反复换几次水冲洗。即使冲洗时疼痛加重也要忍耐着冲下去,尽量冲洗干净,并及时就医寻求专业帮助。

化学性眼烧伤的家庭急救

6. 小小激光笔,有什么危害呢?

一天晚上,一位妈妈带着孩子急匆匆来看眼,说刚才孩子和小朋友一起拿着激光笔玩,被小朋友用激光笔照了一下眼睛,结果眼睛就看不见了。经医生检查,孩子眼底视网膜烧了个洞,视力无法恢复。那么这种看似小手电一样的激光笔玩具,为何会有这么大的杀伤力呢? 因为激光具有光热效应、光电离效应和光化学效应,其中任何一种都会对眼睛造成伤害,尤其是小儿眼部组织娇嫩,当激光穿过眼睛时,激光会被聚焦在视网膜上非常小的一点,导致温度瞬间增加,破坏视网膜的感光细胞,如激光能量足够强,在尚未引起眨眼反射的情况下(通常不足 1 秒),就会对视网膜造成永久性伤害。因此提醒各位家长:激光笔不是玩具,请谨慎给孩子购买、玩耍。

(张华竹　王小井)

三十四、眼球异物伤和穿孔伤

　　暑假期间,11 岁的留守儿童皮皮被父母接到身边团聚,从事建筑行业的父母舍不得放弃每天 200 元的工钱,每天将皮皮带到工地与其他工友家的孩子在一旁玩耍,皮皮每天玩得不亦乐乎。这天,孩子们捡来钢筋、树枝等玩"奥特曼打仗"的游戏,玩着玩着,皮皮右眼一阵剧痛,眼前啥也看不见了,并感到有稀糊糊的东西流出。工友们闻讯赶来,看到现场的一幕惊呆了,皮皮的右眼上插着一截钢筋,孩子两手捂着眼睛,手上全是血和一些不知名的东西。工友们七嘴八舌、手忙脚乱,不知该如何是好? 有的工友说赶快将钢筋拔出来,有的工友反对说不能拔。下面我们来听听专业人士怎样说!

1. 眼球异物伤和穿孔伤如何进行现场急救?(视频:眼球异物伤和穿孔伤如何进行现场急救?)

眼异物伤

　　儿童玩耍时不小心被剪刀、竹签、小刀、锥子或尖锐的玩具等刺入眼内,成人也可因飞溅的石块、玻璃及金属碎片、尖锐的工具等导致眼球异物伤、穿通伤。眼球异物伤和穿孔伤对视力威胁极大,现场急救处理恰当与否直接关系着将来视力的恢复程度。眼球受损伤时,伤者会感到眼睛剧烈疼痛、睁不开、流泪、视力减退。此时,伤者一定要保持情绪稳定,避免躁动啼哭,不可挤压伤眼,不可随意清除眼部血痂或嵌塞于眼部的异物,以防更多的眼内容物被挤出,造成眼部二次损伤。忌对伤眼随便进行清洗、擦拭、滴眼药水、涂眼药膏,以免给医生修补伤口带来困难。应立即用清洁手帕或毛巾松松包扎伤眼。注意:一定要行双眼包扎,这样可减少另一只眼球活动时带动伤眼活动而加重伤情。双眼包扎妥当,尽快将伤员送至医院抢救,途中要尽量减少头部震动。

眼球异物伤、穿通伤如何进行现场急救?

2. 眼球异物伤和穿孔伤术后如何护理?（视频:眼球异物伤和穿孔伤的术后护理）

眼球异物伤
和穿孔伤的
术后护理

眼球异物伤、眼球穿孔伤是眼科急诊,预后除了与正确的院前急救、规范及时的手术息息相关,术后护理也很重要,需要做好以下几个方面。

（1）保持眼及周围皮肤清洁,洗头洗澡时避免脏水进入眼内。滴眼药水时,若泪液或分泌物过多,应先用消毒棉签轻轻拭去再滴眼药,不可翻转眼睑、用力闭眼或用手揉眼。

（2）减少头部震动及眼球转动,尽量避免咳嗽、打喷嚏、揉眼睛等动作,防止眼球受挤压或碰撞。

（3）食清淡、易消化、营养丰富的软食,保持大便通畅。

（4）术后 1 个月内尽量少阅读、多休息,避免强光刺激,外出活动配戴防护眼镜,防止角膜受伤。

3. 眼外伤后可对眼睛造成哪些损害?

（1）首先锐器对眼球的直接损伤,可造成角膜或巩膜穿孔、虹膜脱出、前房积血、外伤性白内障、睫状体损伤等。

（2）由外伤导致的球内感染,可造成眼内炎、交感性眼炎甚至全眼球炎,患者眼球萎缩,视力完全丧失。严重的全眼球炎还可导致颅内感染或败血症,甚至危及生命。

（3）外伤可致玻璃体大出血,出血长期不吸收可形成增殖条索,牵拉视网膜导致视网膜脱离。虹膜及前房角新生血管形成,影响房水循环,形成青光眼。

4. 一只眼受伤后会"连累"到另一只眼吗?

可能会。一只眼受穿通伤后发生慢性或亚急性葡萄膜炎,致视力严重下降,没过多久,另一只眼也出现同样病变,临床上称为交感性眼炎,是眼外伤最严重的后果之一。

5. 交感性眼炎能预防吗?

能。首先眼球穿通伤后应及时修复创口,使嵌入伤口的组织及时复位,并有效地控制炎症。对眼球损伤严重、炎症久治不退或已丧失视力者,应尽早摘除眼球。

6. 什么情况下必须摘除眼球?

(1)严重眼外伤,视力已经丧失,且无恢复可能,炎症不能控制,为减轻症状,预防交感性眼炎,应摘除眼球。

(2)绝对期青光眼,若眼球剧烈疼痛,视力已丧失,且无法挽回,应摘除。

(3)眼内恶性肿瘤,已不适于药物、物理和放射治疗,且危及生命。

(4)眼球严重变形(如眼球萎缩、水眼、牛眼等),视力完全丧失,摘除眼球后安装义眼,可改善外观。

7. 眼球摘除术后多长时间能装义眼?

安装义眼的时间长短应根据眼球摘除术后眼窝恢复情况而定,一般手术后 2～4 周即可安装义眼。过早安装可造成眼窝肿胀,伤口裂开,过晚由于眼窝收缩变小,义眼装配不合适。

8. 戴义眼如何居家护理?(视频:戴义眼的居家护理)

(1)首先要注意保持义眼和眼窝的清洁。佩戴前用肥皂洗净双手。

(2)每天晚上取出义眼后用生理盐水冲洗干净,放在通风干燥的地方。不能用酒精浸泡,否则会使义眼表面粗糙,戴入后会引起不适感。

戴义眼的居家护理

(3)若眼窝内有少量分泌物,可在眼窝内滴消炎眼药水或涂眼膏,若分泌物较多,应暂停戴用,等用药物治疗好转后再戴。

(4)若不小心将义眼摔破或表面有较深划痕,应及时更换。

(5)戴义眼半年后应到医院检查,看眼窝是否变深,下眼睑是否松弛,以便及时更换义眼或做眼窝整形术。

(张华竹　田雪萍)

参考文献

[1]赵堪兴,杨培增.眼科学[M].北京:人民卫生出版社,2015.

[2]刘家琦,李凤鸣.实用眼科学[M].3版.北京:人民卫生出版社,2012.

[3]张卯年.常见眼病防治(修订版)[M].北京:金盾出版社,2000.

[4]席淑新,赵佛容.眼耳鼻咽喉口腔科护理学[M].4版.北京:人民卫生出版社,2017.

[5]周行涛,王晓瑛,褚仁远.飞秒激光、LASEK/Epi-LASIK及ICL手术[M].上海:复旦大学出版社,2010.